「あし育術」

マイナス10歳の体をつくる

上田恵子
（あし育スタイリスト）

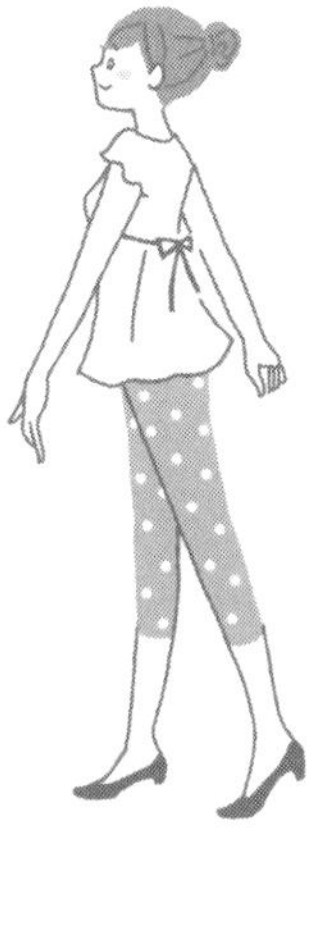

いつまでも若々しく、
輝いている人って
どんな人でしょうか?

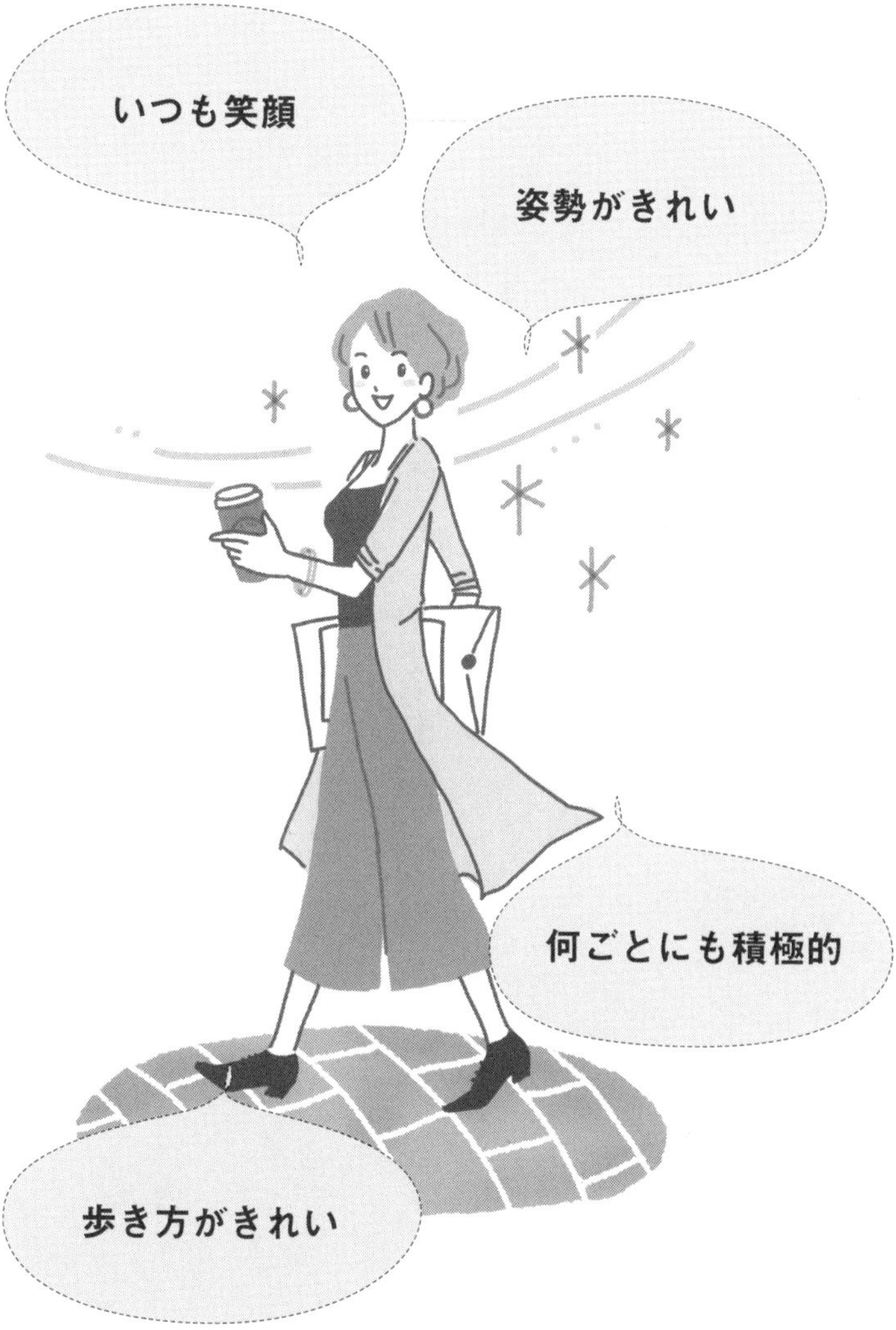
いつも笑顔
姿勢がきれい
何ごとにも積極的
歩き方がきれい

若々しさは、年齢ではありません。
では、若さを阻害してる要因は
何でしょう?

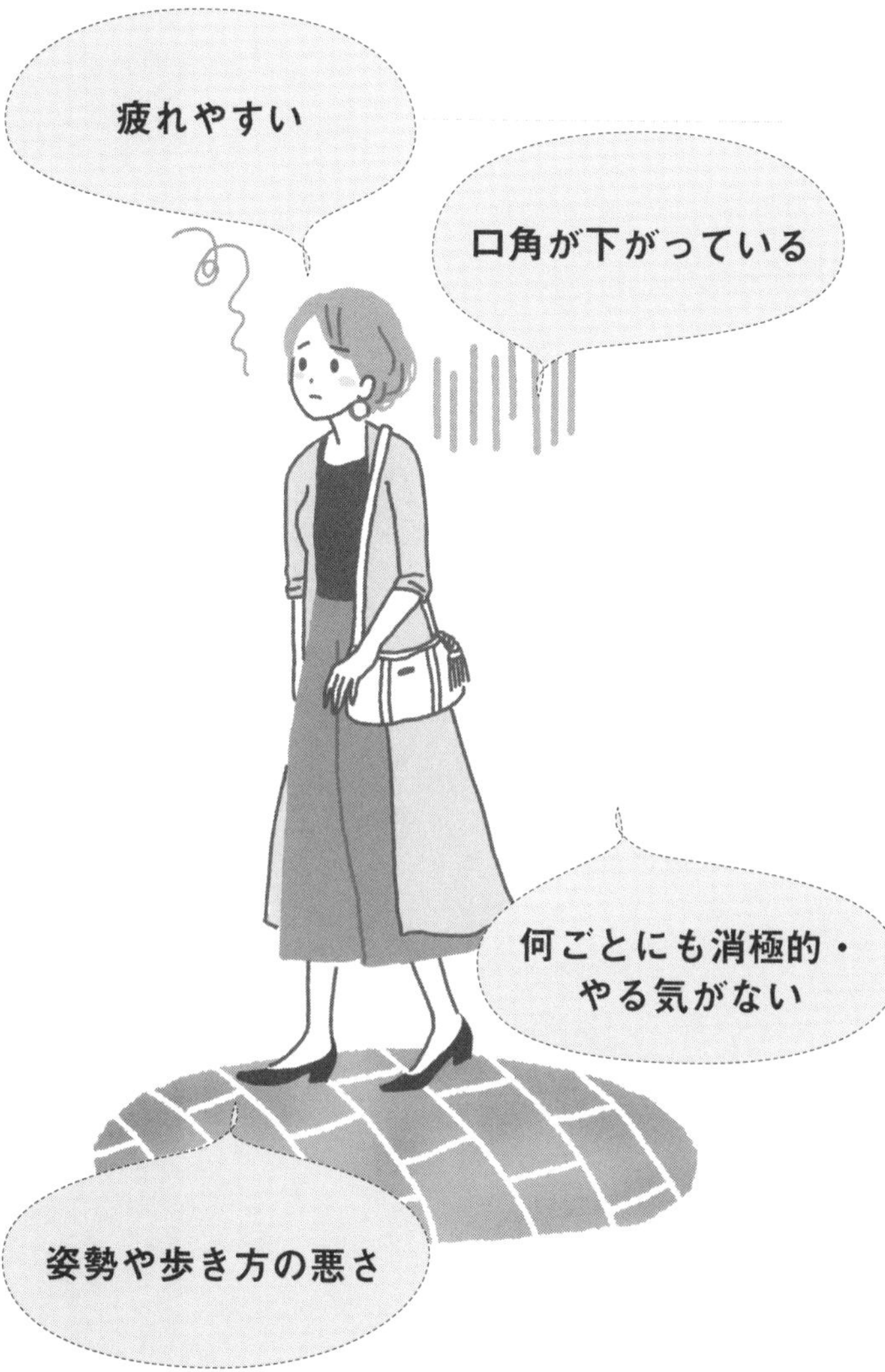
疲れやすい
口角が下がっている
何ごとにも消極的・
やる気がない
姿勢や歩き方の悪さ

それらは、こういった不調から
もたらされていませんか？

肩こり

不眠

慢性疲労

冷え

むくみ

頭痛

膝の痛み

腰痛

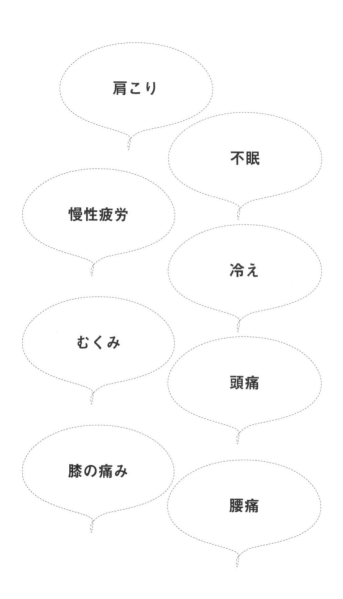

これらの不調は、
「あし（足・脚）」をケアすることで
改善が期待できます。

私もかつては原因不明のこれらの不調に悩まされていました。しかし、自分のあし（足・脚）について徹底的に見直すことで、長年の不調を解消することができたのです。子育ても、仕事も、イキイキと取り組むことができたのは、そのおかげといっても過言ではありません。

そして、女性の美しさをサポートする活動の中で、正しい姿勢・正しい歩き方をすること、特に体の土台となるまっすぐなあし（足・脚）をつくることこそ、若さと健康への近道だと確信するようになりました。

そのことから、２００７年より、あし（足・脚）の健康、正しい姿勢や歩き方、靴の選び方、履き方についての講座を開くようになりました。すると、受講生のみなさんから、美脚、美肌、好印象の面からご好評をいただくようになり、「いつまでも若々しくいられて嬉しい！」という喜びの声が続々と届くようになりました。本当に嬉しい限りです。参考までに、その一部をご紹介させていただきます。

Comment

歩いているときや電車の中で教えられたエクササイズをしたら、脚全体が細くなりました！

(20代：学生)


間違った歩き方を直したら、気持ちまで若くなりました。本日教えていただいた内容を忘れないようにします。本当にありがとうございました。

(40代：主婦)


足のトラブルが腰痛、肩こりなど、健康につながるとは思わなかったので、気づくことができてよかった。(20代：学生)

靴を履くと足が靴に当たって痛くてたまらなかったのが、先生のセミナーで習ったことを実践すると、嘘のように痛みが消えました。今は外出が楽しくなり、若いころの笑顔が戻りました。

(30代：アパレル関係)


ご指導いただいたように足指を使ってしっかり歩くようにしたら、足の疲れがなくなりました。

(30代：営業)

痛みでヒールの靴が履けなくなり、もうオシャレはできないと諦めていました。でも、正しい歩き方や靴選びでいつまでも若々しくいられるとわかり、嬉しかったです。

（50代：販売員）

毎日、少しのエクササイズを行うことで、安定して歩けるようになりました。歩く姿が変わるだけで、見た目も気持ちもぐっと若くなりました。

（40代女性）

自分に子どもができたら、ぜひ参考にさせてもらいます。ダイエットにもつながるので、普段の生活に取り入れたいと思います。

（20代：事務職）

足の変形や痛みは年齢のせいだとあきらめていましたが、エクササイズを実践することで足のトラブルが減りました。もっと早くから気をつけていたらよかったです。

（60代：主婦）

美しさと健康は足もとからつくられます。

体の不調に悩む女性が1日も早く笑顔を取り戻せるよう、本書では、健康の源である「あし（足・脚）」のケアを提案いたします。簡単にできるエクササイズも紹介しているので、ぜひ実践してみてください。

本書を上手に使い、いつまでも若々しく、笑顔で健康な生活を送りましょう。

マイナス10歳の体をつくる「あし育術」 目次

3章

その「あし」の痛み、病気かもしれません——53

4章

マイナス10歳の体をつくる！簡単エクササイズ——77

6章

もう痛くならない、正しい靴の選び方――111

1章

「あし」が変われば全身が変わる

健康で美しくなるには、
「あし（足・脚）」が大切！

「人間、見た目が9割！」といわれ、外見の重要性がますます高まっている現代において、いくら良いものを身につけても、姿勢が悪かったり、表情が暗かったり、歩き方が悪ければ、その効果は半減するのではないでしょうか。

私事ですが、年齢を重ねるごとに、きれいになることよりもまず維持することの大変さを実感する今日このごろ。毎朝、マイナスからのスタートで、それを人様に出せるレベル＝ゼロ地点に近づけるだけで精一杯！

また、年齢による衰えをメイクでカバーしようとすると、厚塗りになってしまうことも。たくさん塗り重ねなくてもすむよう、土台である体や肌の状態を良くするためのケアが大切だと実感しています。

情報があふれ、本物かどうかが問われるこの時代だからこそ、年齢とともに中身をより充実させ、外見はシンプル主義で潔く、颯爽《さっそう》と生きたいと思いませんか。そのための秘訣が**「あし（足・脚）」**にあると考えています。

この本は、「年齢を重ねても、自分らしくイキイキと輝きたい」「外見にはあまりお金をかけたくないけれど、あの人は何か違うと思われたい」「年齢を感じさせない、颯爽とした若さを感じさせたい」「本物の健康と美しさを手に入れたい」そんな思いをお持ちの方に手に取っていただけたらと思っています。

私も、20代のころは毎日のように原因不明の体調不良が続き、「なぜこんなに調子が悪いのだろう……」と笑顔が消えていました。

そんなある日、鏡に映った自分の姿を見て驚きました。「これ、誰？」年齢的には若いはずなのに、覇気《はき》がなく、無表情で、猫背で、O脚で、若さとはほど遠い自分の姿がそこにはありました。

「若さって年齢じゃないんだ。イキイキと健康で美しくなるにはどうしたらいいのだろう……」この問いこそが、私の「あし育スタイリスト」としてのスタートラインになったのです。

「若々しさ＝健康的な美しさ」と「あし（足・脚）」がいかに関係するのか、それをお伝えするために、もう少しだけ私の経験談にお付き合いください。

不定愁訴のオンパレード

おしゃれが大好きだった私にとって、ハイヒールは洋服やアクセサリーと同様におしゃれアイテムとして欠かせないものでした。ヒールの高い靴は、コンプレックスである短い脚を細くきれいに見せてくれる「魔法のアイテム」。「先がとがっていないと女じゃない」とばかりに、つま先が細くてヒールが高い靴を好んで履いていました。

当時は若かったにもかかわらず、頭痛・肩こり・腰痛・生理痛・冷え症・むくみといった不定愁訴《ふていしゅうそ》（原因不明の体の不調）のオンパレード。

つま先が痛くて脚がだるいので、歩くことが大の苦手で、すぐにタクシーに乗る生活。帰宅すると、着圧ソックスを履き、毎晩のように足マッサージ器のお世話になっていました。鎮痛剤を手放すことができず、何が原因でこんなに体調が悪いのかもわかりませんでした。

そんな外見重視のバカ女だった私が、妊娠をきっかけに泣く泣くハイヒールを手放すことになりました。そうしなければならないとわかっていても、ぺたんこの靴を履いたときは、女じゃなくなったと敗北感を味わったものです。

また、産前から産後にかけての苦しみは想像を絶していました。ひどいつわりと難産（微弱陣痛で23時間かかりました）、産後の母乳による激やせ、度重なる発熱・じんましんの発症……。

楽しみにしていた赤ちゃんとの対面から一変、もう子育てどころではありませんでした。こうなってはじめて、何よりも**まず自分が健康であること**が、笑顔で子育てするために一番大事だということに気がつきました。

そして、「あし育」をはじめるきっかけになったのが、娘が6ヶ月のときに、父に「姿勢が悪いぞ」と指摘されたこと。慣れない子育てにいっぱいいっぱいで、自分をふり返る余裕もなく、知らず知らずのうちに猫背になっていた自分にがくぜんとしました。

その後も、どんどん成長する娘の重さに体が耐えきれず、肩こり、腰痛に悩む日々。ここまで来て、私はようやく自分のあし（足・脚）や靴について、真剣に考えるようになりました。そして、正しい姿勢、歩き方、靴選びや履き方まで、くるぶしから下の「足」だけでなく、その上の「脚」までを含めた「あし」全体を見直していったのです。

このときに「あし育」を学んだことから、20代のころから長年悩んでいたトラブルがすべて解消し、その後は笑顔で子育てをすることができたのです。

「ムダなものを削ぎ落として、シンプルに生きたい！」「本物の美しさは健康から！」と実感したこの経験こそが、私の人生の大きな転機となりました。

そこで行きついた答えが3つあります。

1 自分に合った靴を選ぶこと

以前の私は、デザインを重視したヒールの高い靴を選んでいて、靴そのものの機能性や自分の足にフィットしているかは二の次でした。

しかし、そもそも靴はファッションアイテムである前に、足の保護を第一の目的としています。デザイン性よりも機能性を重視し、しっかりと自分に合った靴を選ぶことが大切です。

それとともに、靴にはもうひとつ重要な役割があります。それは「健康促進」です。**正しく靴を選び、正しく履いて、正しく歩く。**これだけでも元気な体づくりに非常に効果的なのです。

2 足の不調のサインを見逃さないこと

痛みは不調のサインです。痛い部分にばんそうこうを貼るなどの工夫をしても、多少の痛みが軽減できるだけでなかなか治りません。それどころかどんどん悪化して、治るまでに何年もつらい思いをしなければならなくなります。

対症療法ではなく、根本から治すよう真剣に考えなければ、例えば外反母趾《がいはんぼし》の手術が必要になったり、高齢になってから足の不調が原因で転びやすくなったり、それがもとで寝たきりになってしまったり、取り返しのつかないことにもなりかねません。

また、足の不調は、単に靴が合わない、歩き方が悪いというだけではなく、病気のサインかもしれません。昔から「足は万病のもと」といわれますが、足の不調からくるサインを見逃さず、何が原因かを突き止め、**早期発見・早期治療で予防に努める**ことが大切です。

3 あし（足・脚）についてしっかり教育すること

四足歩行から二足歩行へと進化し、人類は2本の足だけで体重を支えるようになりました。建物でいうと、**まさに土台にあたるのが足です**。土台である足が全身に及ぼす影響ははかり知れません。建物でも基礎となる土台はとても大切です。

ドイツでは、おばあちゃんの知恵袋として「病気になったら、薬局ではなく靴屋に行け」ということわざがあり、足の健康が病気に直結しているという認識があるそうです。足の健康について、親からも学校の先生からもほとんど教えてもらわない日本とは大きな違いだとは思いませんか？

私は2007年より、「足」の健やかな成長を守る「足育《あしいく》」の普及に力を注ぎ、「足育スタイリスト」として活動してきました。最近では大手靴メーカーが足育相談室を設置したり、各種団体が足育の指導者を養成するなど、ここ数年で「足育」という言葉がかなり普及し、社会的に認知されてきました。

ですが、2008年の厚生労働省の報告で、変形性膝関節症の潜在患者が約3000万人と推定された（※1）ことに危機感をおぼえ、現代の超高齢化社会において日本国民の健康寿命を延ばすためにはどうしたらいいかと考えました。その結果、私が行きついたのが、足首から先の「足」だけではなく、その上のふくらはぎ・太もも・股関節までをも含めた「脚」を育てる**「あし育」**です。一生自分の足で元気に歩き、将来、寝たきりにならないためにも、**「あし（足・脚）」全体が大切である**という考えから、「足育」から「あし育」スタイリストへと移行し、日々奮闘を続けています。

私はもともとO脚ですが、そのままでは美しく見えませんし、将来、膝の痛みが出る可能性があります。そこで、日々エクササイズを実践したり、立ち方・歩き方を意識した結果、今では膝がつくようになりました。ですから、もう大人だからとあきらめないでください！

「いつまでも健康で美しくありたい」「本物の輝きを手に入れたい」という強い気持ちで土台を整える意識を持つことが大切です。土台とはもちろん「あし（足・脚）」のことです。これからは「あし」をないがしろにせず、まずは正しい知識を手に入れること。

そして、努力次第で**いくつになってもイキイキと輝ける、健康的な美しさは決して失われない**ということを胸に刻んでほしいと思います。

※1：厚生労働省「介護予防の推進に向けた運動器疾患対策について」（2008年7月）

2章

健康な「あし」の基礎知識

トラブル初期を見逃さない

外反母趾、タコ・魚の目、むくみ、冷え、よく転ぶ……女性の約90%が「あし（足・脚）」のトラブルを経験しているといわれています。私のセミナーを受講する方々に「いつからトラブルを抱えていますか？」と質問すると、「社会人になってから」「ハイヒールを履くようになってから」とみなさんほぼ同様の答えが返ってきました。しかし、実は自覚されるもっと以前から、「あし（足・脚）」のトラブルははじまっていると考えてよいでしょう。

上履きが合わずにかかとを踏んだ経験はありませんか？　学校指定の靴が痛いなど、トラブルの多くはすでに幼少時からはじまり、人生の節目に起こることが多いものです。それらをひと目で表したのが「あし年表」です。まずは、この表から自分のトラブル元年を探り、重症化させないよう早期に発見することが大切です。

「あし」の一生を知り、トラブルを回避しましょう

これまで、「あし（足・脚）」の健康について意識したことはありますか？

おそらく、痛みが出るまでは特に意識をすることもなく過ごしていて、痛くなってからはじめてその大切さを実感するようになったのではないでしょうか。

「あし（足・脚）」のトラブルは、肩、腰、背中、首、肌のハリ・ツヤなど、全身に影響を及ぼします。だからこそ、人生の節目に現れるトラブルの初期を見逃さず、適切に対処することが大切です。そのことで痛みを回避し、血流の良い、若々しく健康的な美しさを手に入れることができるのです。

次のページの「あし年表」を見ながら、自分がいつから不調を抱えるようになったのかを考え、一緒にトラブルを解消していきましょう。

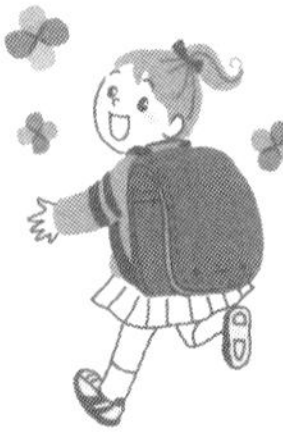
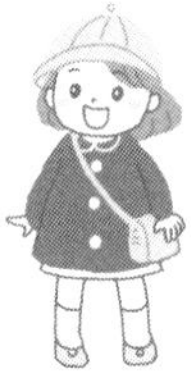
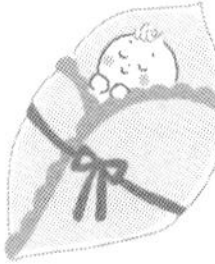

誕　生　1歳　園　児　6歳　小学生

シューズデビュー

足の骨の形成に大事な時期

正しい靴の履き方を身につける（P144参照）

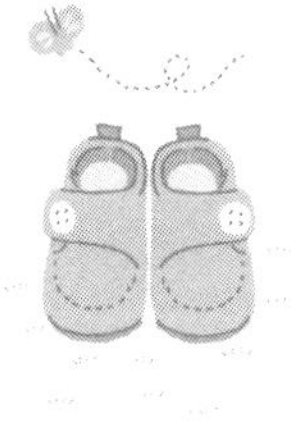

⚠ 機能性の低い靴でトラブル元年になる子も

⚠ 靴の買い替え時期に注意！

大きすぎる靴は選ばない

土踏まずの形成が完了

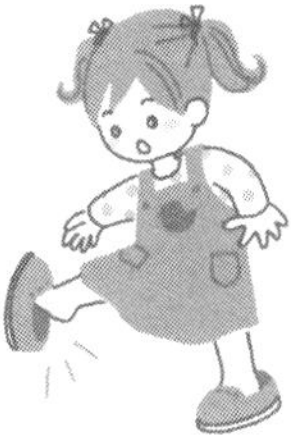

⚠ 上履きなどの指定靴で足に負担がかかる場合も

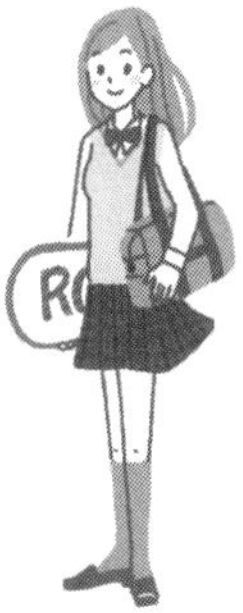

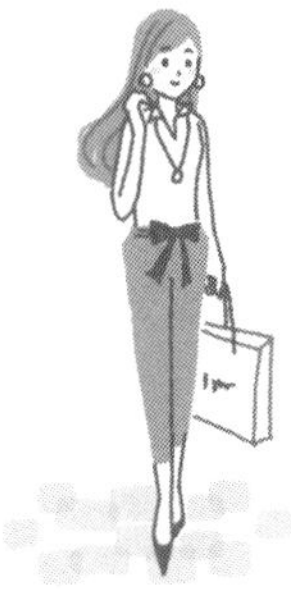

中学生 12歳

高校生

大学生 18歳

⚠足に合わない指定靴に注意
ローファー、体育館シューズ、上履きなど

⚠運動時の足の痛みやけがは
合わない靴・靴の履き方が原因かも

⚠休日にはヒールを履いて出かけ
靴ずれや捻挫のトラブルに

⚠機能性よりファッション性を重視し
外反母趾などの予備軍に

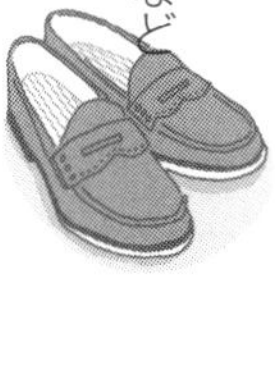

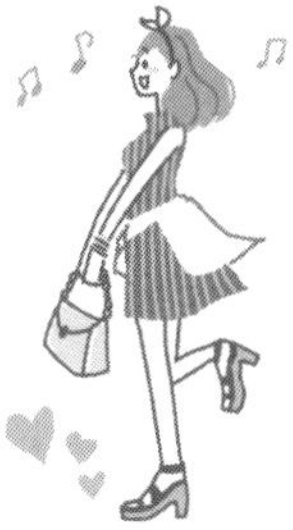

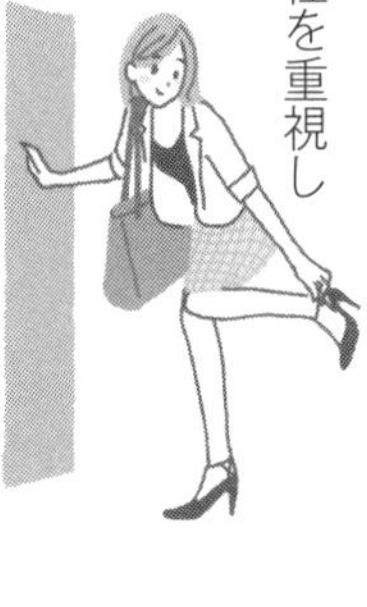

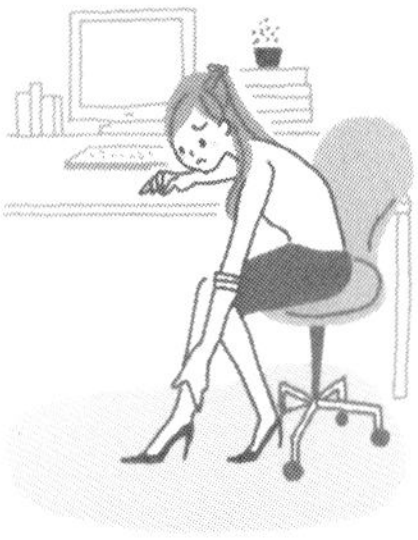

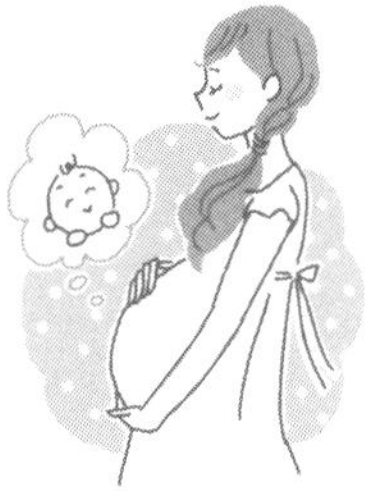

OL時代　30代　結婚　妊娠中

⚠ヒールのある靴を履くようになり、
外反母趾・タコ・魚の目・冷え・むくみなど
足のトラブルが多発

⚠足のトラブルから、腰痛、膝痛、
頭痛、肩こりなどが
ひどくなることも
若いころから意識しないと
重症化してしまう

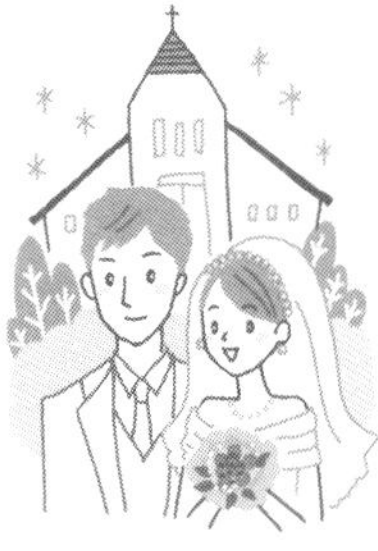

⚠妊娠による体重増加で足がむくむ
足のサイズが大きくなることも

赤ちゃんの安全のために
靴を見直す良い機会

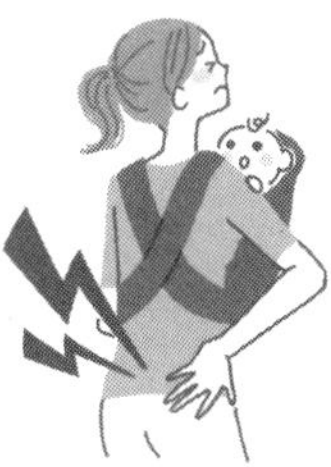
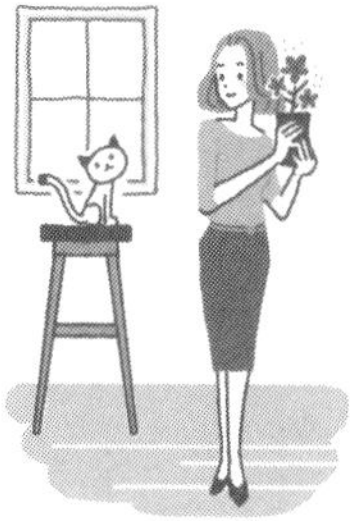
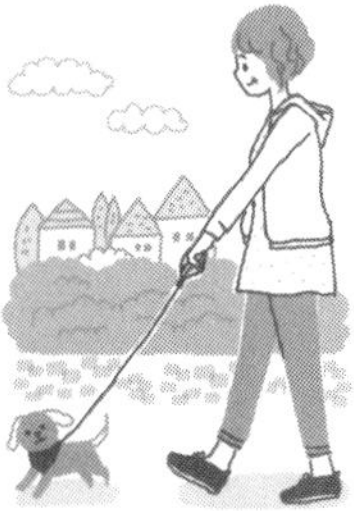

子育て中

40～50代

シニア

⚠ 妊娠中の後ろ重心の姿勢から外側重心になり、抱っこや授乳などで慢性の肩こり・腰痛のトラブル発生

なかなか自分に合った靴が見つからない

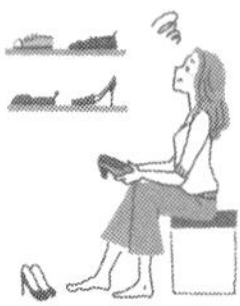

見ためよりも実用性重視に

⚠ 長年の足のトラブルがピークに外反母趾などは痛みが強くなり靴が履けなくなることも

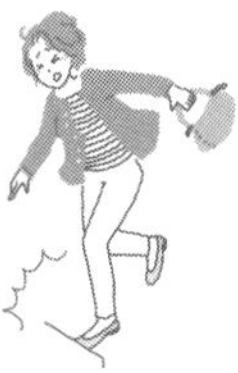

運動など健康を気遣うようになるが転倒から寝たきりになることも

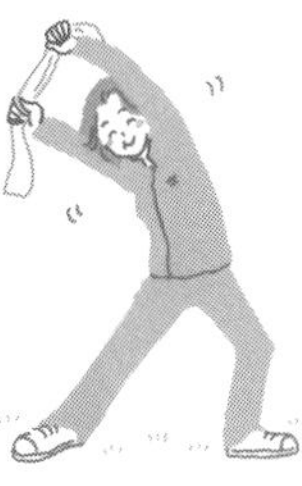

●乳幼児期

子どもの「あし（足・脚）」について、親が知識を持っていることは少なく、どうしても履かせやすさ、脱がせやすさで靴を選んでしまいがちです。子どもの靴は大きすぎても小さすぎてもトラブルの原因になるので注意が必要です。

土踏まずが形成される大事な時期です。靴の正しい履き方を身につけるために、靴ひも・マジックテープを毎回締め直す習慣をつけるよう、まずは親がお手本を見せましょう。

●小中高生

上履きや体育館シューズ、ローファーなど、学校指定の靴に注意しましょう。足に合っていなかったり、足をサポートする機能が低いことでトラブルに発展することがあります。部活動などで、靴ひもをきちんと結ばないまま運動することがけがの原因になるので、ここでも靴ひもを締め直す習慣づけを。

おしゃれに目覚め、休日に無理してヒール靴を履くことで、靴ずれや捻挫などのトラブルが引き起こされることも。骨格形成の完成時期にあたるため、早くからヒール靴を履かないように指導することが大切です。

●大学生・社会人

靴を選ぶ際にファッション性を重視する傾向があるため、「靴を正しく履くことできれいに歩ける」「脚の形が美しくなる」というアプローチが必要です。

働きはじめると慣れないヒール靴で痛みを訴える人が多発します。女性は男性に比べて関節や筋力が弱いため、約10倍外反母趾になりやすいので注意が必要です。硬いアスファルトの上をクッション性の低い靴で歩くことで足に強い負荷がかかり、外反母趾・タコ・魚の目に加え、冷え・むくみなど疲れやすい体にまっしぐら！　歩くための靴とおしゃれ用の靴を履き分ける習慣を持つことで、生涯にわたる足のトラブルを予防しましょう。

●妊娠・子育て中

妊娠中の体重増加・むくみによって、足のサイズが大きくなることがあります。おなかの重みで後ろ重心の姿勢になり、腰痛などの原因に。

産後は抱っこの姿勢によって、肩こり・腰痛が多発します。不安定な姿勢から筋肉を正しく使いにくく、外側重心で代謝が悪くなりがち。運動する時間がとれないため、産後太りが解消できないジレンマに陥ることも。ピンチをチャンスに変え、本物の美しさを手に入れましょう。

●中高年期

女性ホルモンの減少によって不調が起こりやすい時期です。痛みをがまんしてヒール靴を履いても、体がついてこず、無理ができなくなります。健康の重要性を痛感し、見ため重視から内面重視・実用重視に移行する方が多いのもこの時期。

生涯イキイキと元気に歩き続けるために、まだまだ踏ん張れる時期です！美と健康を諦めず、自分スタイルのシンプルな美しさを手に入れましょう。そのためにも、「あし（足・脚）」と靴を見直し、日々ご機嫌でいることが若々しさにつながります。

●高齢期

転倒から寝たきりになることが一番のリスク。外反母趾をはじめ、足指や爪に異常があり、きちんと足指を使って踏ん張りにくい足の人は転倒しやすいので注意が必要です。また、O脚などの脚のゆがみは膝に負担がかかりやすく、変形性膝関節症になる可能性があります。糖尿病、リウマチなどの疾病からも足の変形が起こることも。

足の骨格

足は全身を支える大事な土台であり、地面と接地し、情報を伝える重要な感覚器官でもあります。健康に直結する重要な器官なのですが、それについて知らないがために、さまざまなトラブルに悩んでいる方がとても多くいらっしゃいます。

そんな足の構造について簡単に説明していきましょう。

足は26個の骨と2個の種子骨の28個、両足で56個の骨で構成されています。全身では206個の骨があるので、実に全身の4分の1の骨が足に集中しているのです。

足の骨

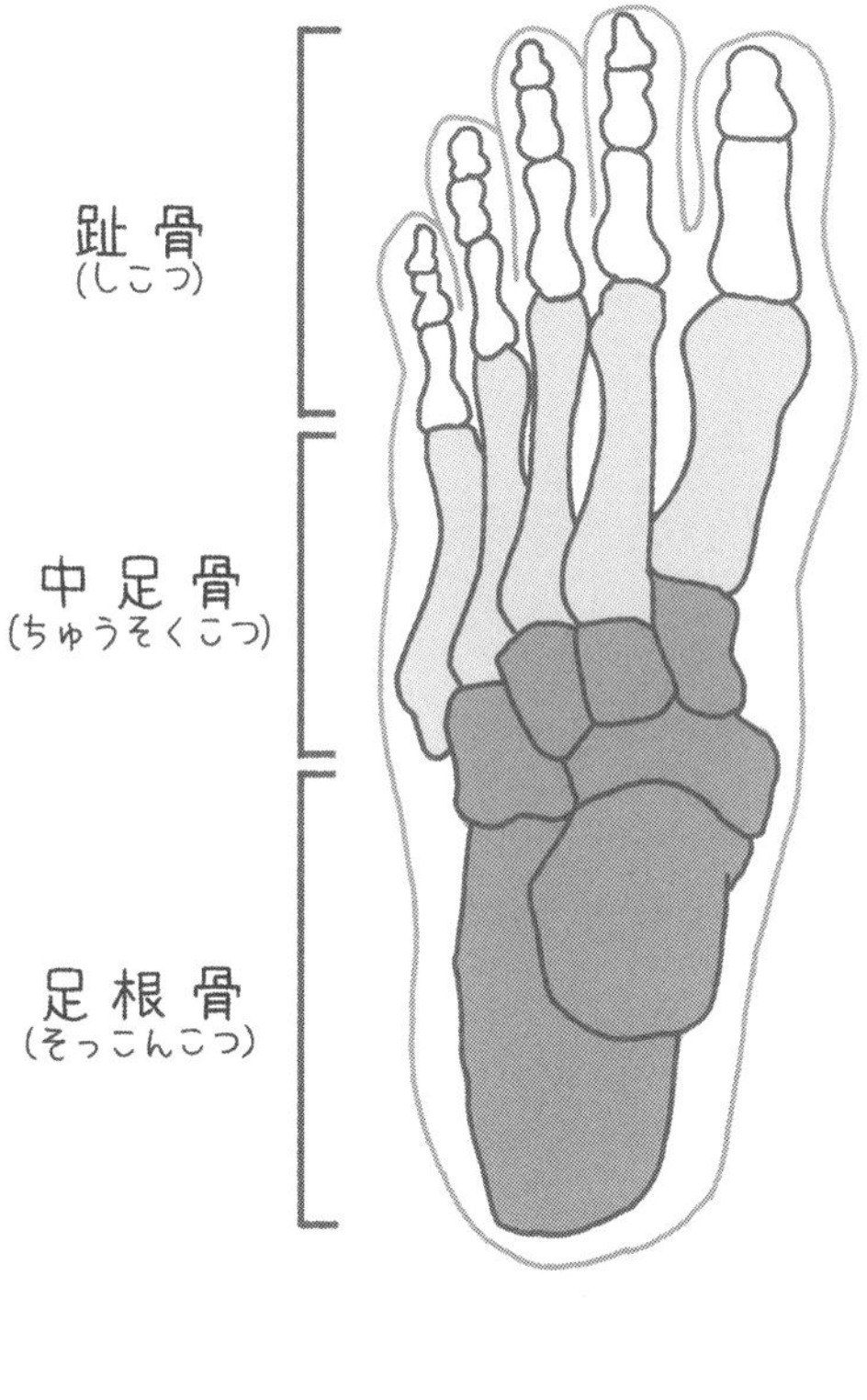
趾骨
(しこつ)
中足骨
(ちゅうそくこつ)
足根骨
(そっこんこつ)

大切な3つのアーチ

足の裏には筋肉や靭帯によって形成された3つのアーチがあります。①外側の縦アーチ、②内側の縦アーチ（土踏まず）、③横アーチ、これら3つのアーチは足裏にかかる衝撃をやわらげるとともに、前に進むときの推進力を備えたバネのような役割を持っています。これらが発達していると、長時間歩いても疲れにくく、歩けば歩くほど代謝を上げることができます。

また、足裏のアーチは足指の筋肉とふくらはぎの筋肉と連係しています。そのため、足裏のアーチをきたえる方法は、足指をきちんと使うことになります。そして、足指を使って歩くことで、ふくらはぎの筋肉が収縮し、ミルキングアクションというポンプ作用が働きます。その作用で血流やリンパの流れが良くなり、冷えやむくみが解消され、肌ツヤも良くなって印象が若々しくなるので

足のアーチのしくみ

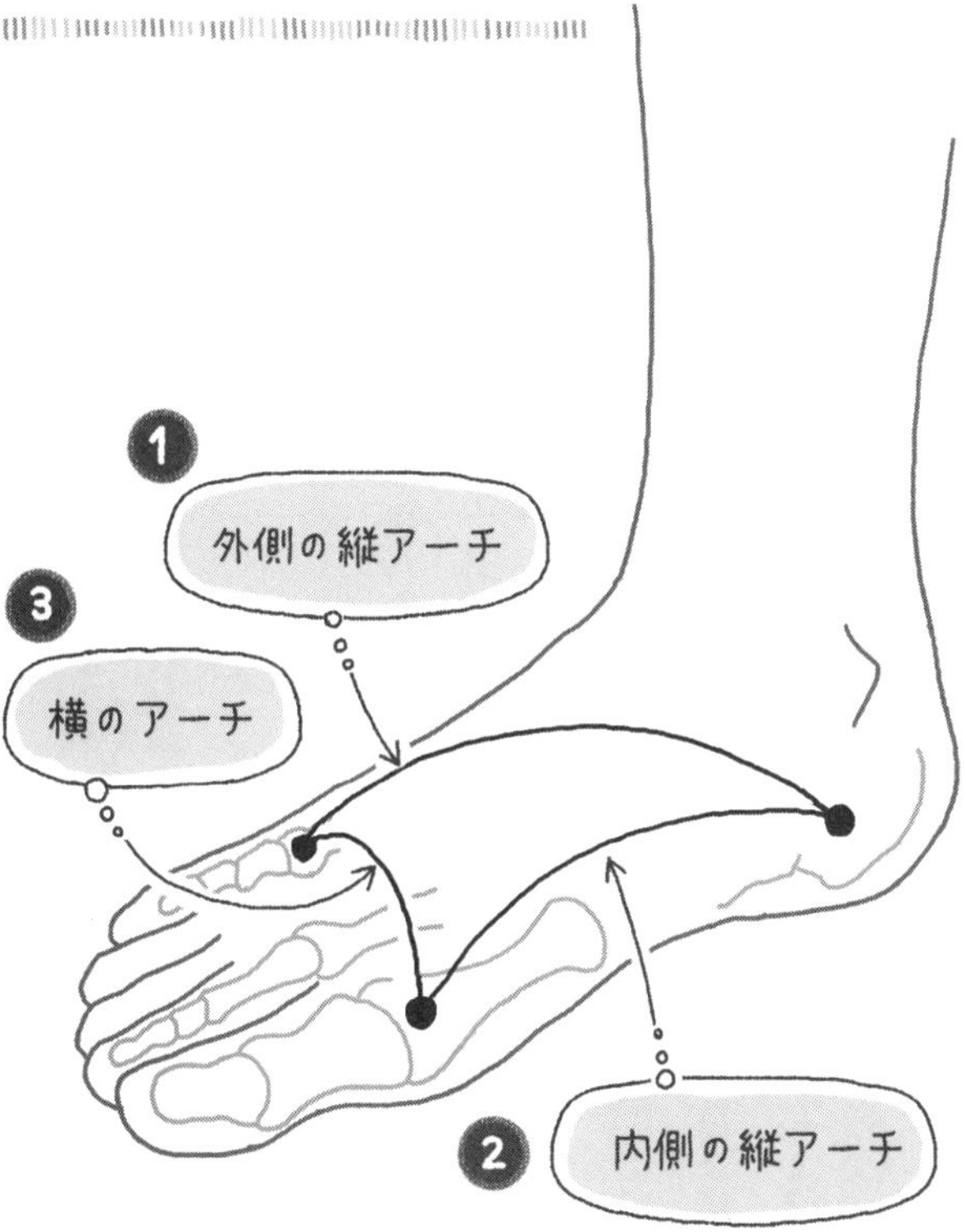

す。

これらのアーチが機能しなくなると、さまざまな不調が引き起こされます。扁平足《へんぺいそく》（p66）は、内側の縦アーチが崩れた状態のことをいいます。地面からの衝撃がアーチによってやわらぐことなく、足裏に大きな負荷がかかってしまうため、血行不良になり足が疲れやすくなります。

開張足《かいちょうそく》（p64）は、横アーチが崩れた状態です。こちらも歩行時の衝撃が分散できなくなるため、立ち方や歩き方が不安定になります。足指を使って歩かないために、指の付け根に体重がかかったことが原因のひとつです。

足裏のまん中にタコがある女性が多いのは、この横アーチの崩れが原因です。アーチが船底のように逆に反ってしまっているので（p65参照）、足裏に大きな負担がかかり、その部分の皮膚が防御反応を起こしてタコをつくってしまうのです。足裏のタコに悩まされている方は、横アーチの崩れを疑い、足指のトレーニングによってアーチをきたえましょう。

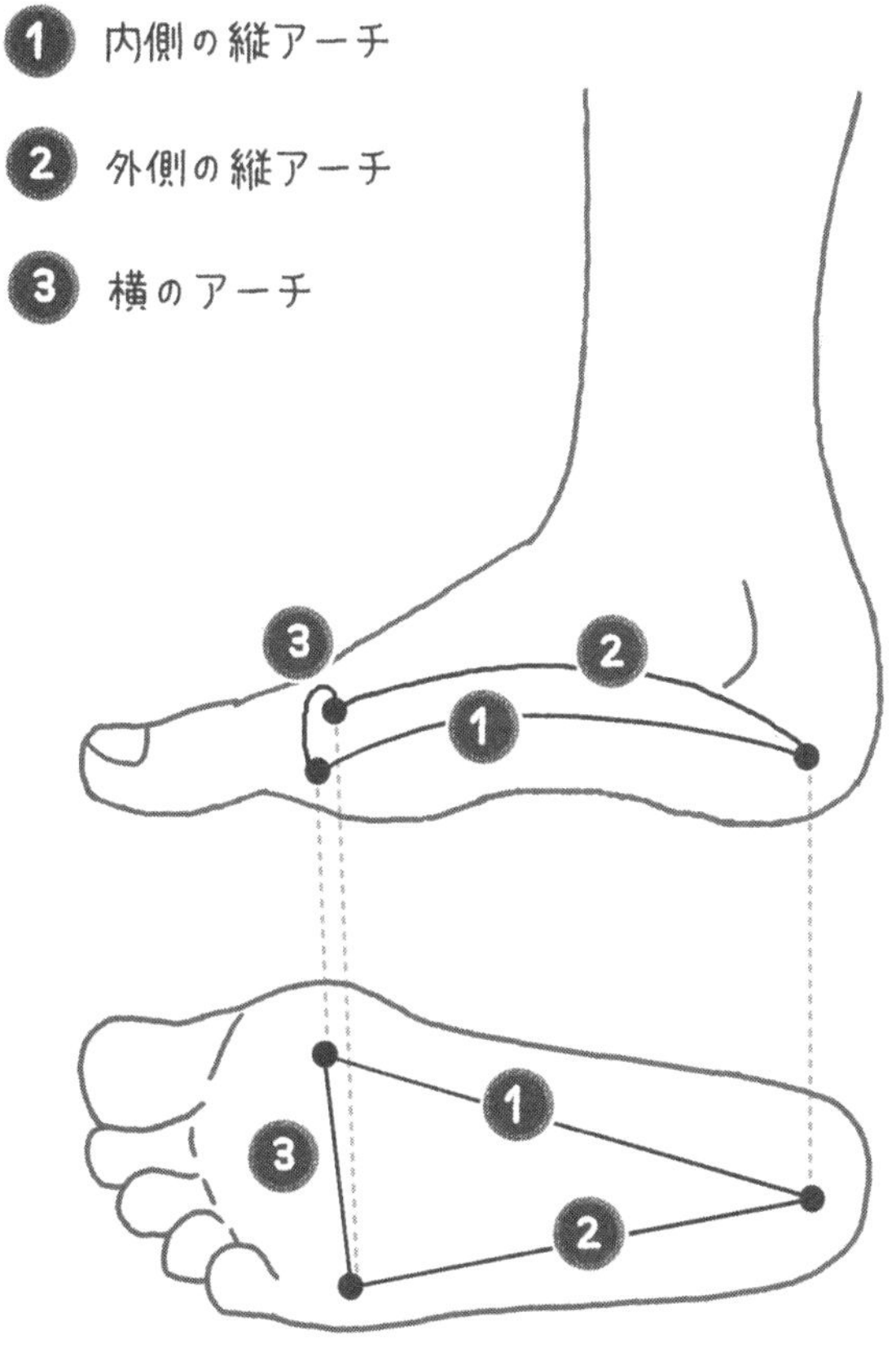
1 内側の縦アーチ
2 外側の縦アーチ
3 横のアーチ
3
2
1
1
3
2

足指は使えていますか？

歩くときに膝にかかる負荷は体重の約3倍、階段の上り下りでは約7倍、走っているときは体重の約10倍といわれます。その衝撃をやわらげるためにも、足裏だけでなく足指を使った歩き方を意識することが大切です。そうすることで、足裏全体で安定して立つことができ、内側の筋肉を使った正しい歩行ができます。それが美しい脚につながり、スタイルも良くなるのです。

足指じゃんけん（p83）やタオルギャザー（p91）などで、足指やアーチをきたえるエクササイズを日課にしましょう。

余談になりますが、以前、日本人の歩行を研究するために、能の足運びを習ったことがあります。それは、骨盤を水平にした左右対称の動きによる安定した足運びで、深層筋の中で最も重要な大腰筋を活性化する歩き方でした。その昔、武士は能を舞い、その動きを修得することで、腰に重たい刀を2本さしていても腰痛にならなかったといいます。この歩き方こそが、「能役者は80代まで現役」といわれる秘訣なのです。

正しい立ち方

立っているときの重心の位置は、足の中心（くるぶしの前）にくるように意識してください。

真横から見ると、耳・肩・腰・膝・くるぶしを結んだ線が一直線で、床と垂直になることが理想です。重心が前すぎたり、後ろすぎたりすると、身体が倒れないようにと筋肉に余計な負担がかかってしまいます。

高齢になると後ろ重心になり、前足部に力が入らず、指が浮いたり、膝が開き、外側重心になるため、不安定な歩き方になりがちです。

立つときは足裏の親指の付け根、小指の付け根、かかとの3点で立つように意識してください。

また、足の指がすべて地面に接地しているかどうかも意識してみましょう。足指まで使うことで、安定した立ち方になります。

正しい立ち方

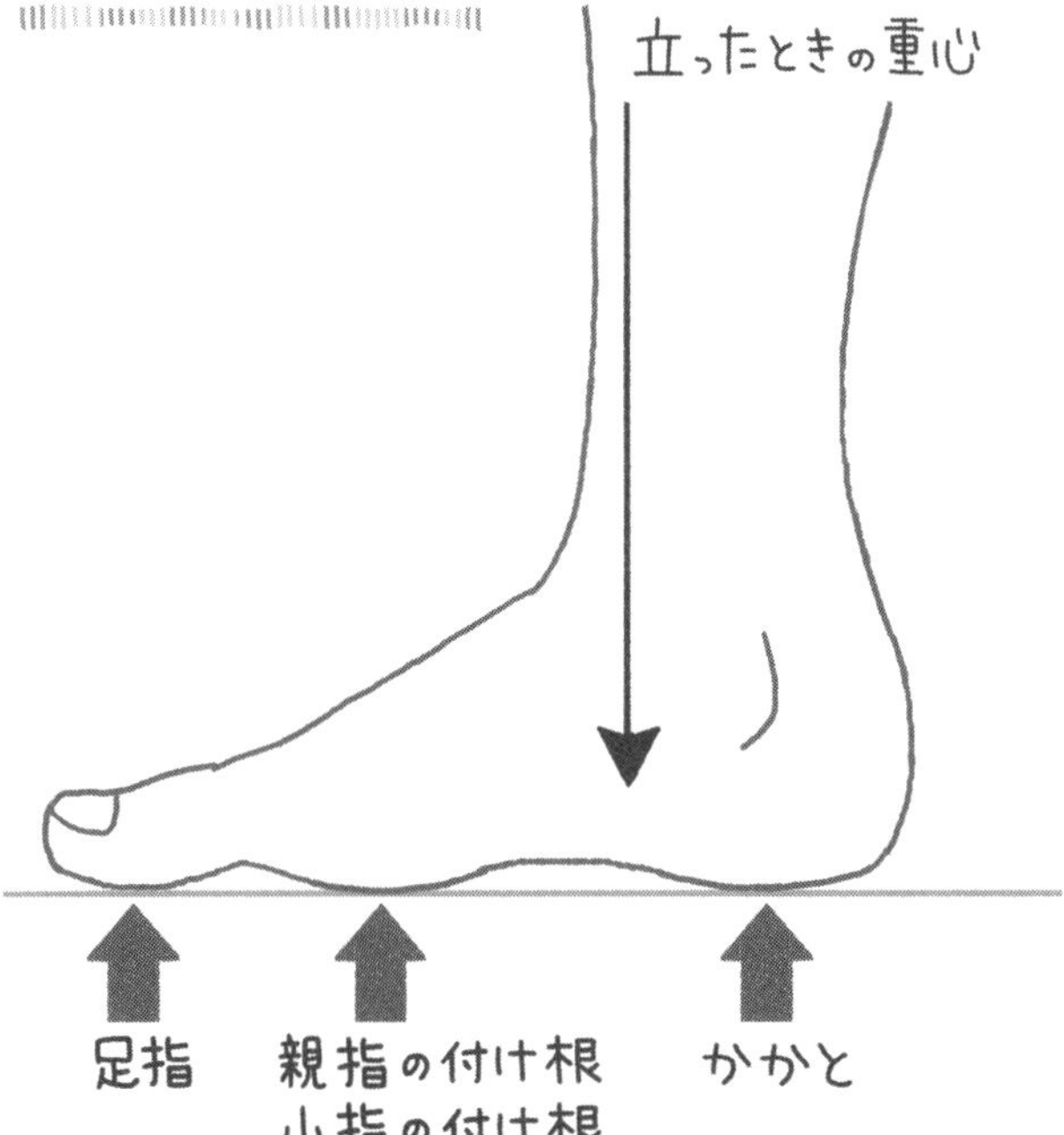

足裏の3点＋足指でバランスを取って立つ

3章

その「あし」の痛み、病気かもしれません

「あし（足・脚）」のトラブルとその原因

今現在、「あし（足・脚）」にトラブルを感じていない方でも、足裏がとても硬くなっていたり、かかとがすれていたり、親指や小指の付け根が赤くなっていたり、トラブルの前兆が現れていることがあります。そのまま放置すると将来的に痛みが出て、さまざまな病気に発展してしまいます。

それらを防ぐためにも、まずはご自分の「あし（足・脚）」の健康状態を確認してみましょう。

また、主なトラブルの原因と解消法をあげています。症状にあてはまる方はそちらをお読みいただき、改善に取り組んでいただければ幸いです。

「あし」のトラブル危険度セルフチェック表

「あし（足・脚）」にトラブルを抱えていると、その悪影響は全身に及びます。放っておくとかつての私のように、頭痛、肩こり、腰痛、生理痛、冷え症、むくみなどなど……数多くの不定愁訴に悩まされることにもなりかねません。

それらの不調が「老けやすい体」に直結するのは、先にお話ししたとおりです。それらを防ぐために、まずは自分の「あし（足・脚）」の状態を知ることが非常に重要です。

次のページで、簡単にできるセルフチェックを行ってみましょう。

- □ 歩くと靴の中の足が痛む
- □ かかとが痛い（靴ずれしている）
- □ タコ・魚の目ができている
- □ 足の爪が食い込んでいる
- □ 膝が痛い
- □ 足や膝を痛めやすい
- □ よくつまずく
- □ 足音が大きい
- □ O脚やX脚が気になる
- □ 猫背である・姿勢が悪い
- □ 座ると足を組むクセがある

☐ バッグをいつも同じ側の肩にかける

☐ 首をかしげるクセがある

☐ 靴の底が片方だけすり減っている

☐ 靴の外側がすり減っている

☐ 靴ひもは一度結んだまま
結び直していない

☐ ヒールの高い靴が好き

☐ 先の細い靴をよく履く

☐ 足の指やかかとが変形している

☐ 足の指が曲がったまま固まっている

☐ 親指や小指の付け根が出っ張っている

←―― あなたはいくつチェックがつきましたか？

チェックの数

0個　青信号

あし・靴・歩行・姿勢に問題ありません

このまま健康なあしを維持してください。

1～5個　黄色信号！

あしトラブル予備軍

改善の余地あり。本章の解消法、4章のエクササイズに取り組みましょう。

6個以上　赤信号！

すぐに改善を

本章の解消法、4章のエクササイズに取り組みましょう。

筋肉・骨格系のトラブル

●外反母趾《がいはんぼし》

親指の付け根の関節が「く」の字に曲がった状態。親指に力が入りにくくなるため、不安定な歩き方になります。合わない靴を履き続けたことや、足裏の横アーチが低下した開張足《かいちょうそく》（p64）が主な原因です。内反小趾《ないはんしょうし》、タコ・魚の目を併発しやすいのでこちらも注意が必要です。

●外反母趾解消法

靴の中で足が前に滑ってしまうハイヒールや、先の細い靴を避けること。また、楽だからと横幅が広い靴を履き続けると、靴の中で足が泳ぎ、さらに悪化する原因となります。足に合った靴を選び、不安定な歩き方にならないよう、足指をしっかり使って歩くこと。インソールで横アーチをサポートしたり、足指じゃんけん（p83）の「パー」を実践することで改善に努めましょう。タオルギャザー（p91）は外反母趾が進行している人は、症状が悪化する可能性があるので注意。

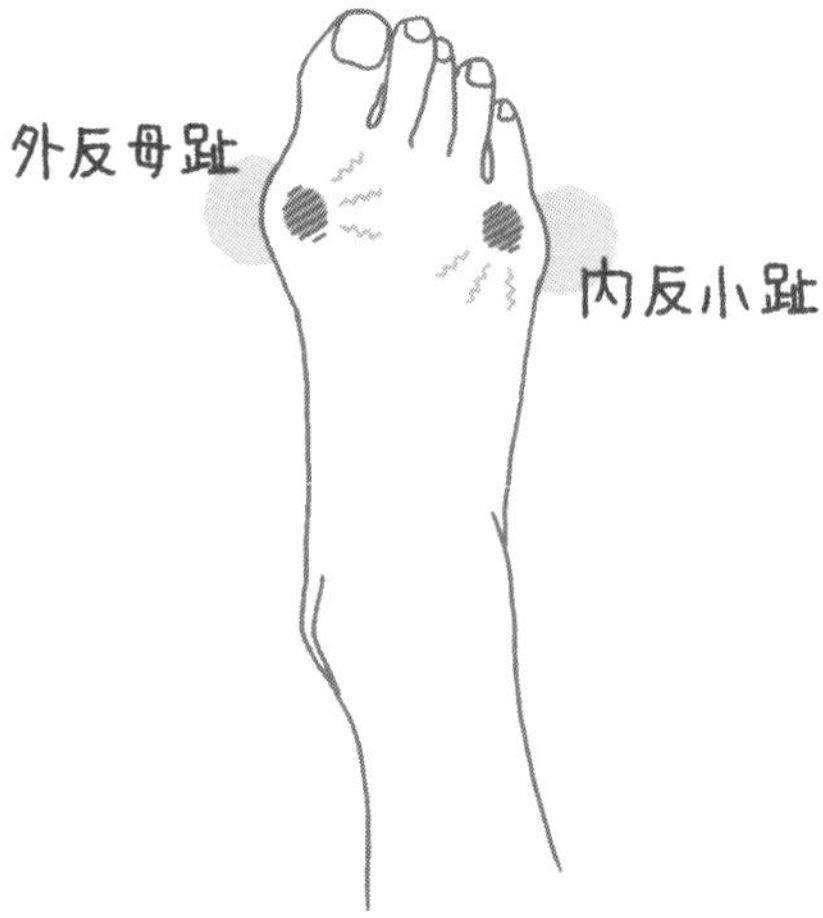

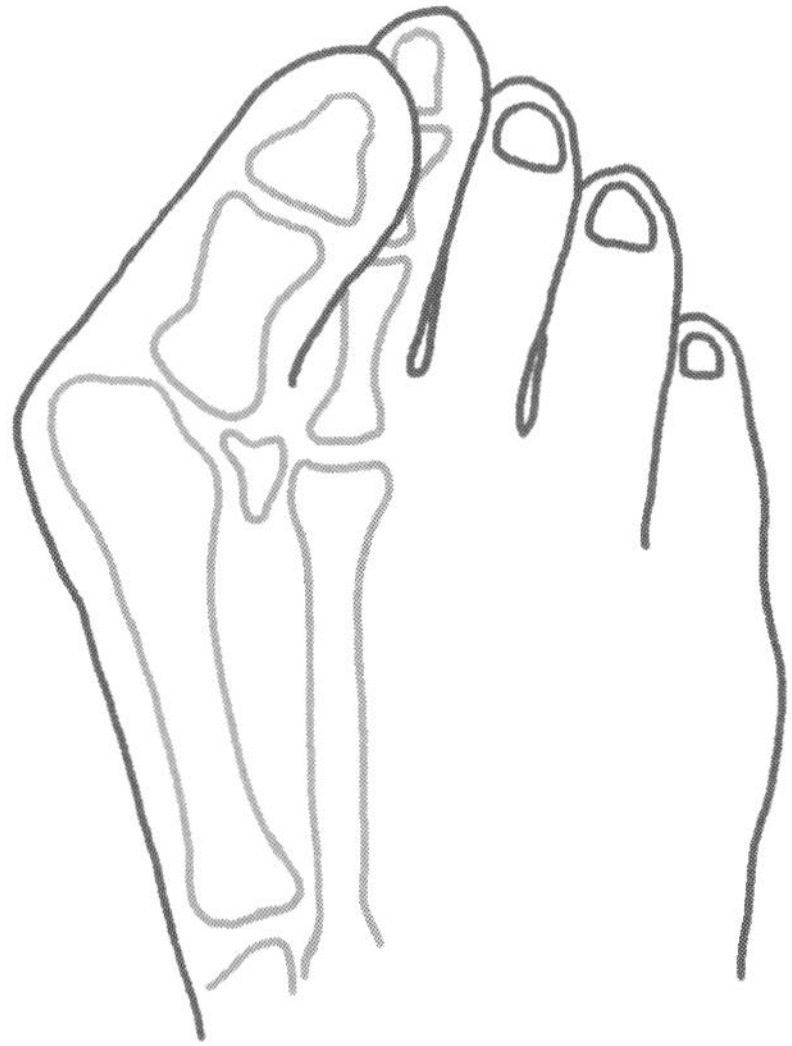

●内反小趾《ないはんしょうし》

足の小指が親指のほうに曲がり、付け根が出っ張った状態。外反母趾同様、合わない靴や足裏の横アーチが崩れた開張足（p64）が主な原因です。小指側に踏み込めないため、足が踏ん張れず、転倒しやすくなります。

●内反小趾解消法

外反母趾と同様、足が前滑りしやすいハイヒールや先の細い靴を避けること。足に合った靴を選び、前滑りしないようにマジックテープやひもをきちんと締めて、足と靴を固定しましょう。インソールなどで横アーチをサポートすること。不安定な歩き方にならないよう、足指をしっかり使って歩きましょう。足指じゃんけん（p83）などで予防、改善に努めること。

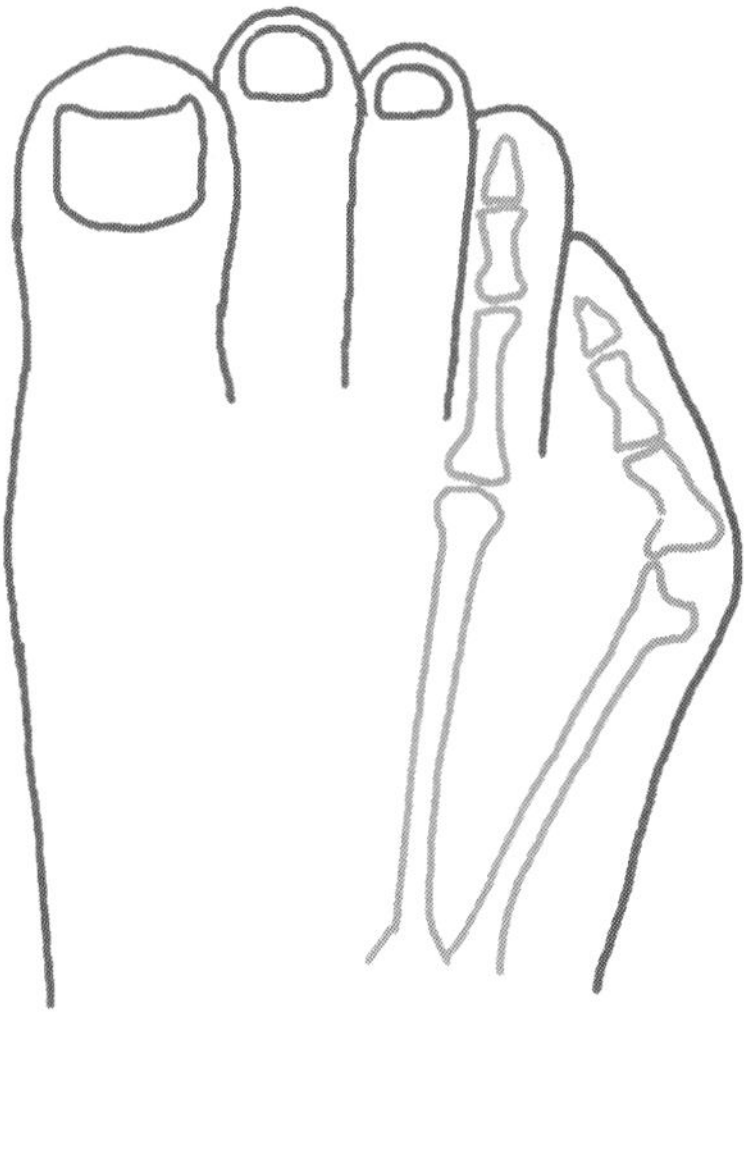

● 開張足《かいちょうそく》

足裏の横アーチが崩れ、船底型になった状態。足指を使わず、足の付け根で歩くため、不安定な歩き方になります。足指の付け根の靭帯がゆるむことで、横アーチが崩れて足幅が大きく広がってしまいます。そのため、靴にあたりやすく、外反母趾や内反小趾、タコや魚の目の原因にもなります。

● 開張足解消法

足指ほぐし（P85）で足指を一本一本刺激して、指先の感覚を取り戻すこと。つま先に余裕のある、足指がしっかり使える靴を選びましょう。テーピングやインソールなどで横アーチをサポートする方法もあります。タオルギャザー（p91）で、横アーチを支える筋肉を強化することも有効です。

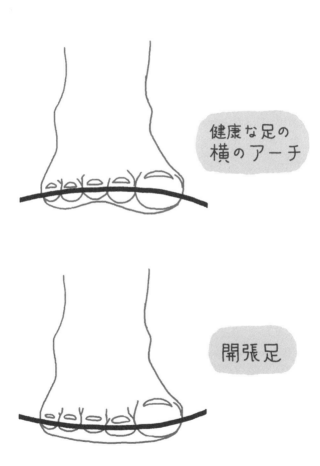

健康な足の
横のアーチ

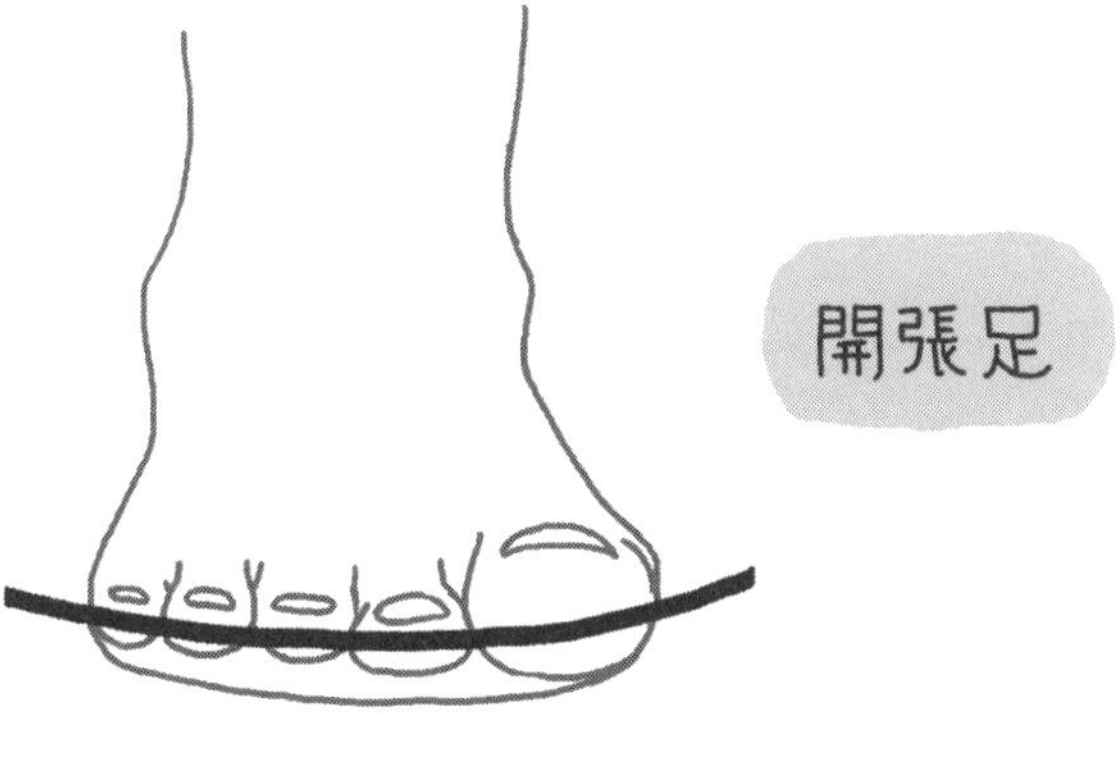
開張足

●扁平足《へんぺいそく》

足裏の内側の縦アーチが崩れ、足裏全体が地面に接している状態。地面からの衝撃をアーチによって吸収することができないため、足だけでなく全身が疲れやすくなります。足指での蹴りが弱く、ペタペタ歩きになりやすい。

●扁平足解消法

子どもの場合はなるべく裸足で遊ばせること。また、タオルギャザー（p91）など足指を動かす運動で足裏の内側アーチをきたえましょう。大人の場合も同様にタオルギャザーなどのエクササイズが有効。足の疲れや痛みには、テーピングやインソールなどで縦アーチをサポートする方法があります。

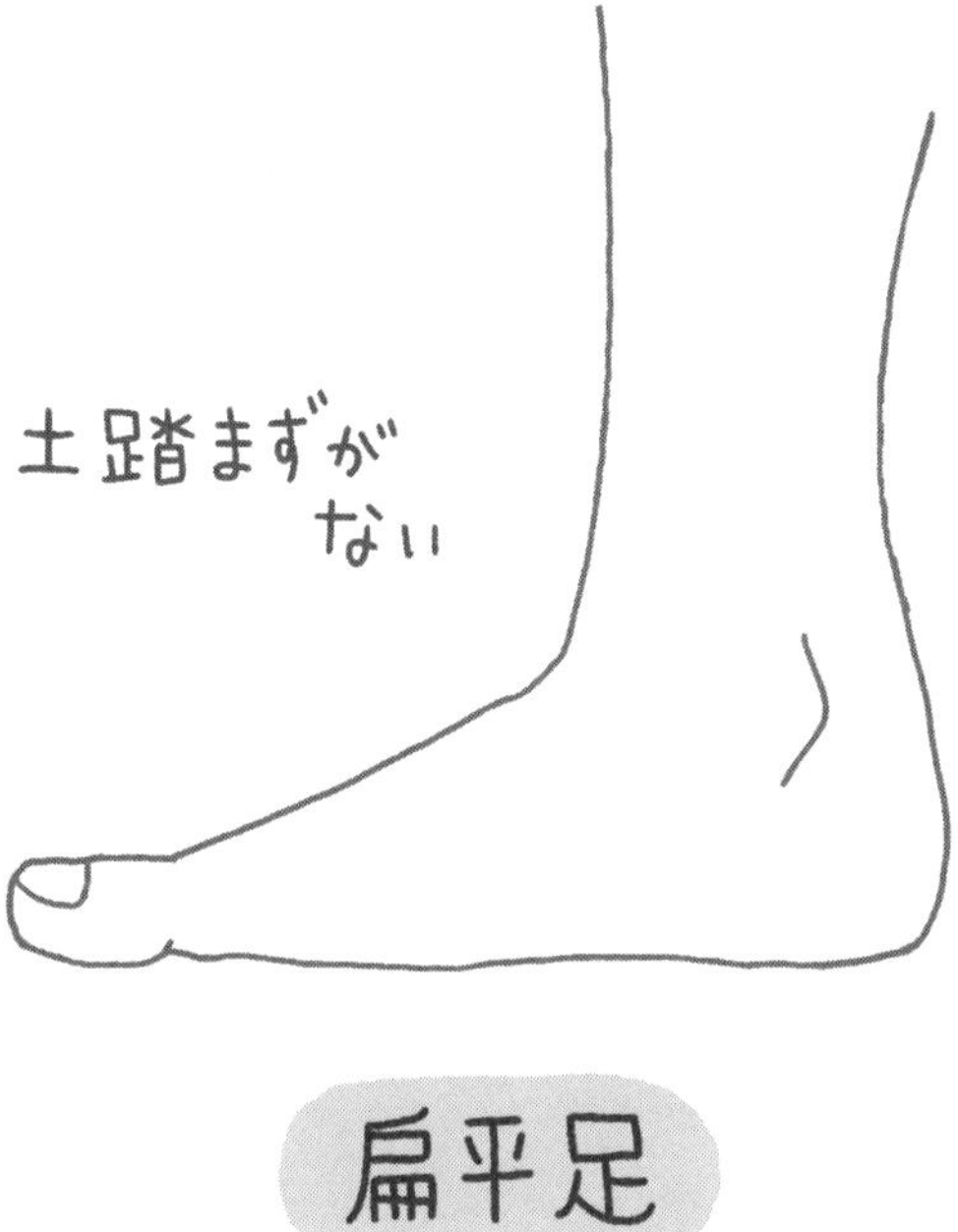
土踏まずがない
扁平足

●凹足《おうそく》

扁平足の逆で、足裏の内側の縦アーチが異常に高くなり、硬直した状態。アーチが高すぎるため、足裏の前足部とかかとしか接地しておらず、接地面積が少ないことで疲れやすくなります。また、足裏の筋肉がつりやすかったり、痛みが出ることも。

●凹足解消法

かかとと前足部で体重を支えることで常に足底筋が縮んだ状態になるため、負荷を分散することが大切です。腓骨筋《ひこつきん》群をきたえ、緊張している足裏の筋肉をゆるめるトレーニングを行いましょう。

●ハンマートゥ

足指が曲がったまま固まってしまった状態。ハイヒールで足が前滑りしたり、

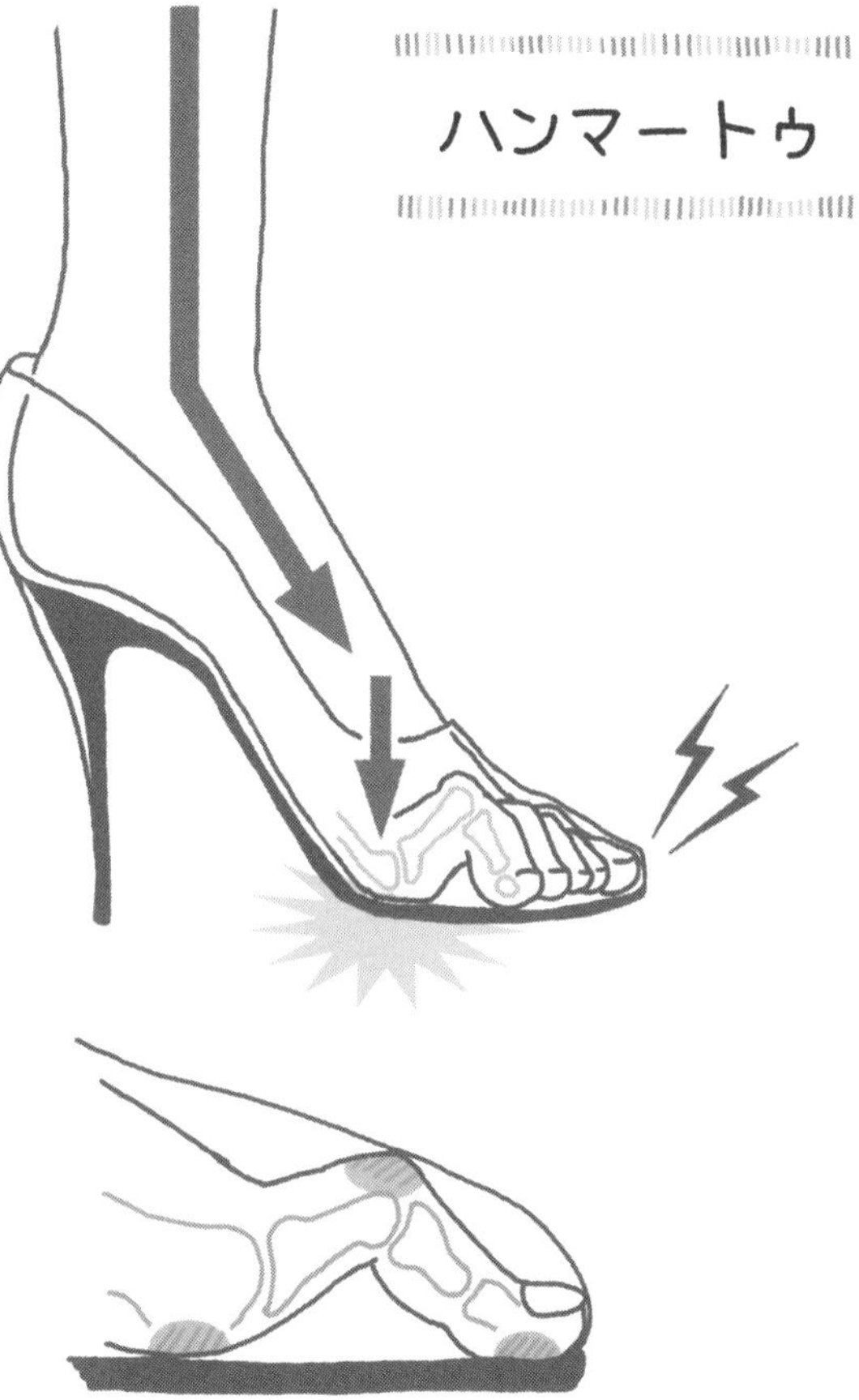
ハンマートゥ

小さい靴やつま先が細い靴を無理して履き続けたり、大きい靴が脱げないように足指で踏ん張ってしまうことが原因。靴の甲側に当たる部分にタコができることも。

ハンマートゥ解消法

小さい靴でも、大きい靴でも、足指を曲げて踏ん張ってしまうことが原因なので、足に合ったサイズの靴を履くこと。特にヒール靴を履くときは、靴の中で足が前滑りしないよう、甲を押さえるストラップやベルト、靴ひもがついたものを選びましょう。靴を履くときはそれらを毎回締め、足と靴をしっかりと固定する。足指が縮こまった状態なので、靴を脱いだときは足の指を1本1本伸ばす体操をする（p86、87）。また、足指をしっかり使って歩くよう意識する。

●O脚

かかととつま先を合わせて立ったときに膝が開き、膝の内側に指が2本以上入る状態。重心が足の小指側にかかってしまうため、外側重心になりやすい。脚が外向きに湾曲しているため、膝の内側に負担がかかり、膝の痛みの原因になることも。

●O脚解消法

立つときはお尻を締め、脚の内側の筋肉を使って、なるべく膝を近づけるよう意識しましょう。歩くときは膝のお皿とかかとがまっすぐ前を向くように意識し、足指を使った正しい歩き方を意識すること。

●X脚

かかととつま先を合わせて立ったときに膝がぶつかり、内くるぶしを離さないと立てない状態。膝の外側に負担がかかっています。太ももの内側の筋肉とふくらはぎの外側に力を入れて立つクセがつくため、その部分の筋肉が太くなります。太ももが太い人や、よく女の子座り（あひる座り・トンビ座り）をする人、膝の下だけで歩くクセを持つ人は要注意です。

●X脚解消法

女の子座りをやめること。立つときは脚の外側に力を入れて、膝のお皿がまっすぐ前を向くよう意識することが大切。歩くときは膝のお皿とかかとがまっすぐ前を向くように意識し、足指を使った正しい歩き方を意識すること。

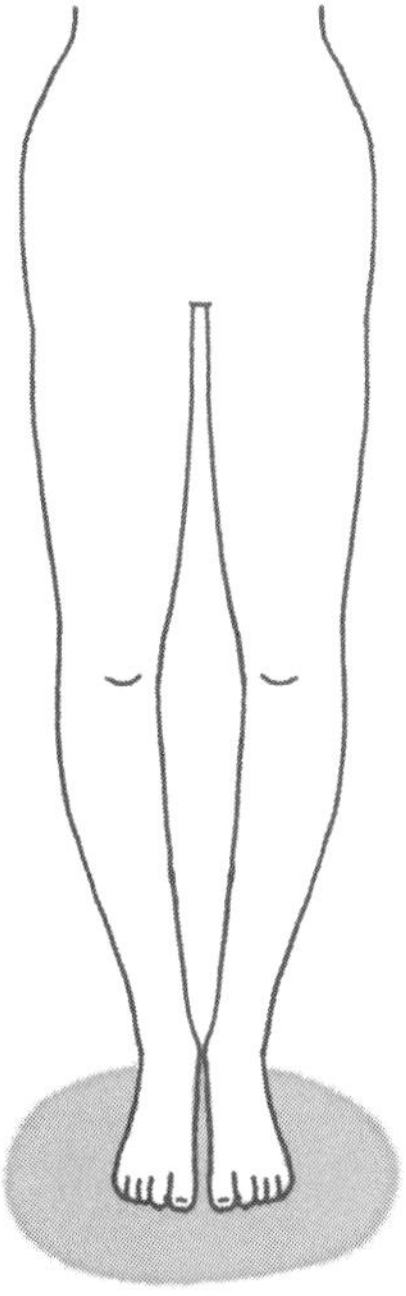

O脚

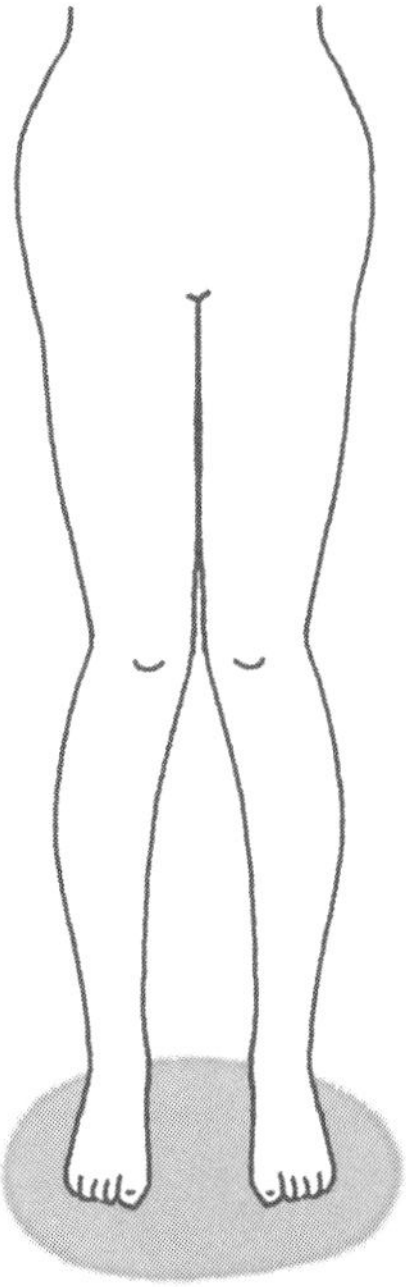

X脚

皮膚・爪系のトラブル

●タコ・魚の目

同じ部分が摩擦や衝撃を受け続けることで、皮膚の角質層が厚くなった状態。中心に芯を持ったものを魚の目と呼びます。合わない靴を履き続けたり、歩き方のクセによる刺激が原因です。開張足（p64）が原因で、足の裏のまん中にできることも。

●タコ・魚の目解消法

角質を削るだけでは根本的な解消にはなりません。足に合った適切な靴を履くこと。歩くときはしっかり足指を使って歩くこと。タオルギャザー（p91）など、アーチを取り戻すエクササイズを行うことも効果的です。靴の中に衝撃をやわらげるパッドを入れるのもおすすめ。自己処理だと皮膚を削りすぎるおそれがあるので、医療機関や専門家の処置を受けましょう。

●巻き爪・陥入爪《かんにゅうそう》

巻き爪は、爪の先が内側に巻いて、皮膚に食い込んだ状態。陥入爪は、巻き爪と同様、爪の両端が皮膚に食い込み、痛みや炎症を起こした状態です。

●巻き爪・陥入爪解消法

爪をまっすぐ横に切ってから両端を少し切り、爪が皮膚に食い込まないようにします。また、靴で爪を圧迫しないこと。靴が脱げないように足指で踏ん張ることでも、爪が圧迫されてしまうので、足に合った靴を履くことが大切。痛みが強かったり化膿している場合は、すぐに医療機関や専門家に相談しましょう。

4章

マイナス10歳の体をつくる！
簡単エクササイズ

毎日5分、
簡単エクササイズのすすめ

毎日、靴に閉じ込められてきゅうくつな思いをさせていた足の指をほぐすと、痛みが軽減するだけでなく、足の疲れが取れていきます。血行が良くなることで脚のむくみや冷えが解消し、美容やダイエットにも効果的。簡単なストレッチなので、毎日ひとつでも実践して疲れや痛みのないあし美人を目指しましょう。

電車の中でできる エクササイズ

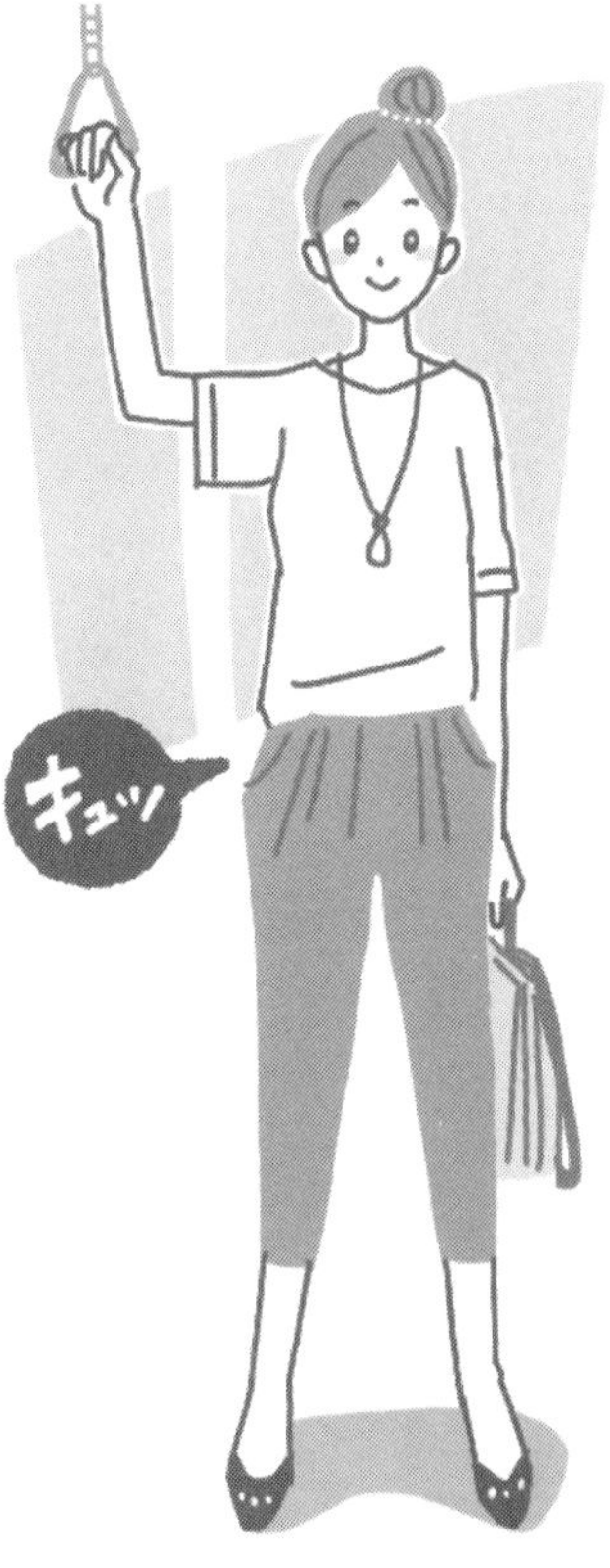

両脚を肩幅に開き、重心を真下に、左右均等に体重をかけた「休め」の姿勢で、おしりをキュッと締める。

効果 体幹を意識することで、重心を内側にすることができます。大殿筋がきたえられ、ヒップアップしたメリハリのあるスタイルに。

階段でできるエクササイズ

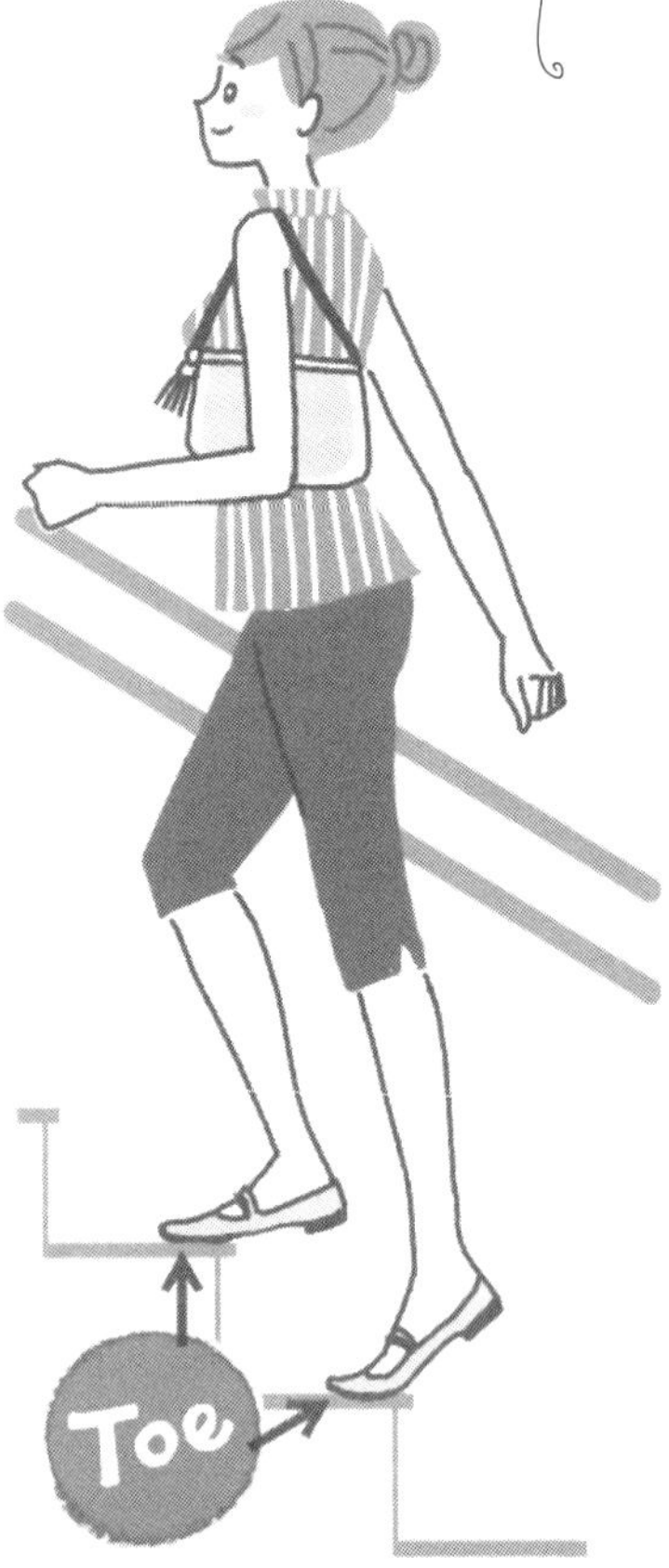

階段をつま先だけで上がる。上の段のつま先に体重をかけ、反対側の脚はしっかりと膝を伸ばす。

効果　足首からふくらはぎ、太ももの後ろ、ヒップがきたえられて美脚＆スタイルアップ。むくみも改善する。

デスクワーク中にできるエクササイズ

片脚をまっすぐ上げたまま、つま先を伸ばしたり起こしたりする。

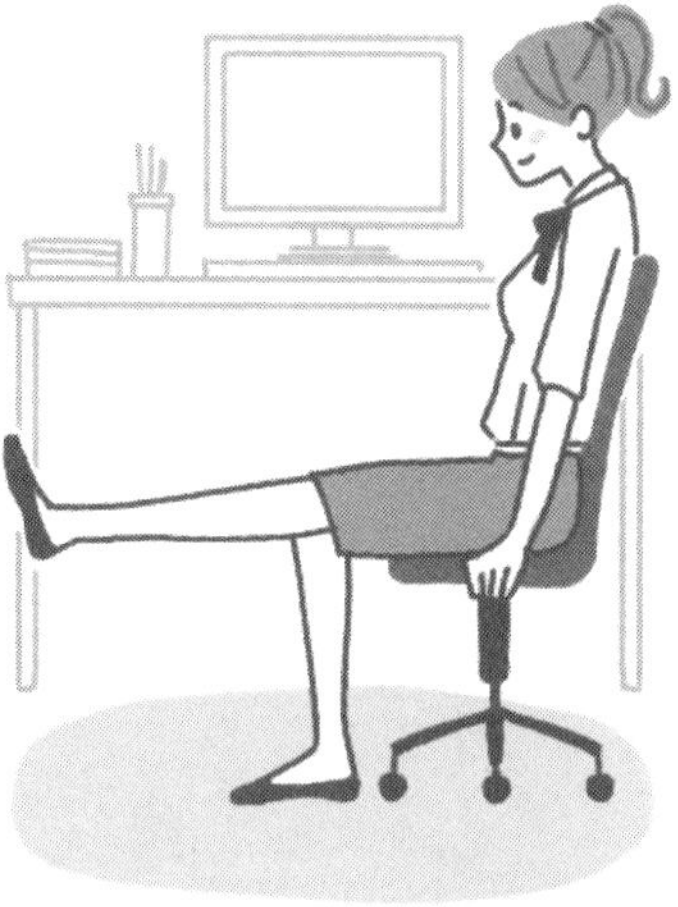

効果　膝上のたるみに効く。むくみも改善する。

歩きながらできるストレッチ

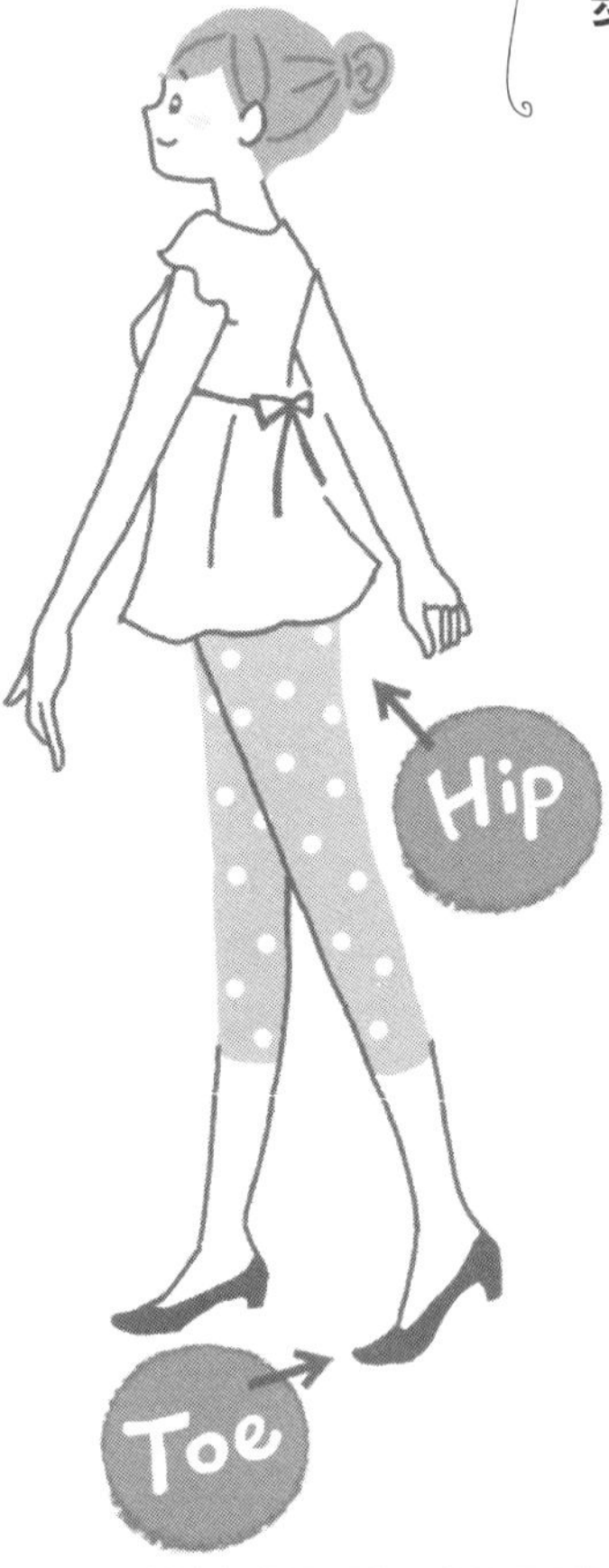

歩き方を意識するだけでも良いストレッチになります。歩行中は背筋を伸ばし、おなかを引っ込める。足指は親指側で蹴り出し、ヒップを意識して。

効果 身体の後ろ側の筋肉を意識して使うことで、美脚&ヒップアップ。美しい後ろ姿に。

足指じゃんけん

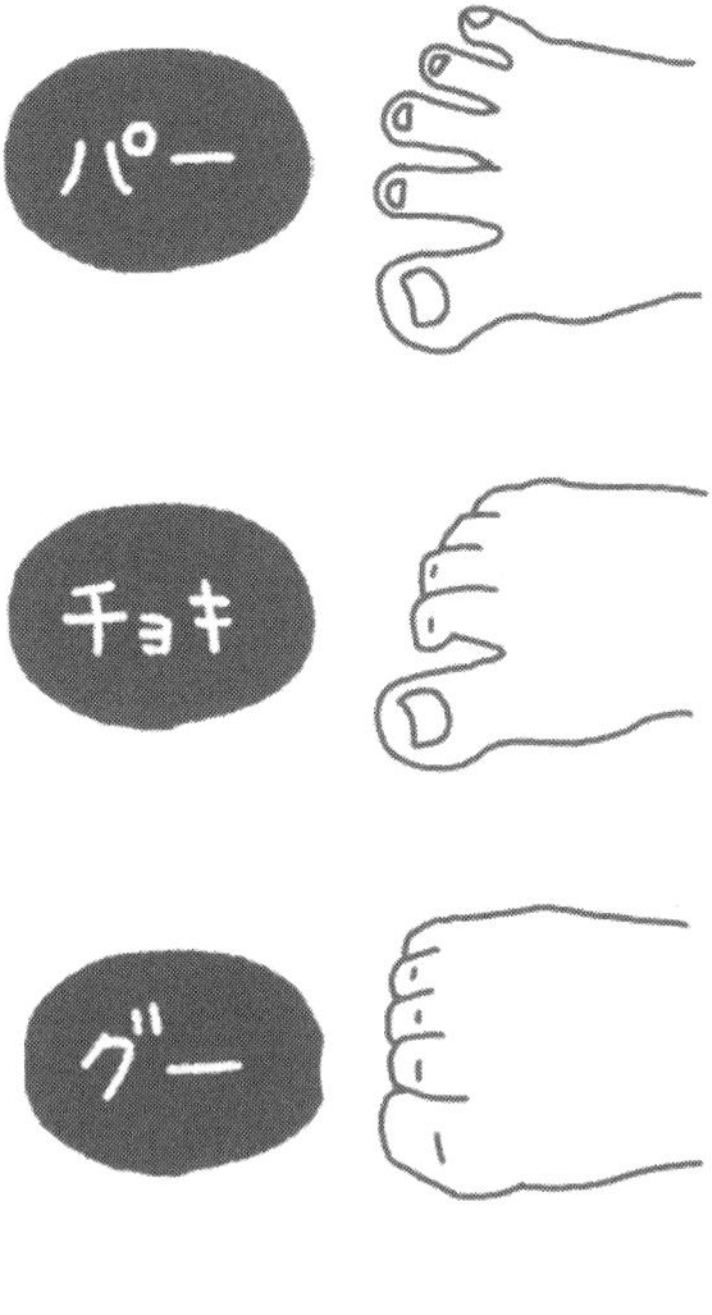

足の指をすべて握って「グー」、親指だけを上げてほかの指は曲げる「チョキ」、すべての指を思い切り開いて「パー」。これを1セットとして、10セットくり返す。

効果 足の指1本1本に力が入ることで、立ち方・歩き方が安定する。足裏アーチの崩れや足指の変形トラブルを予防する。

足首回し

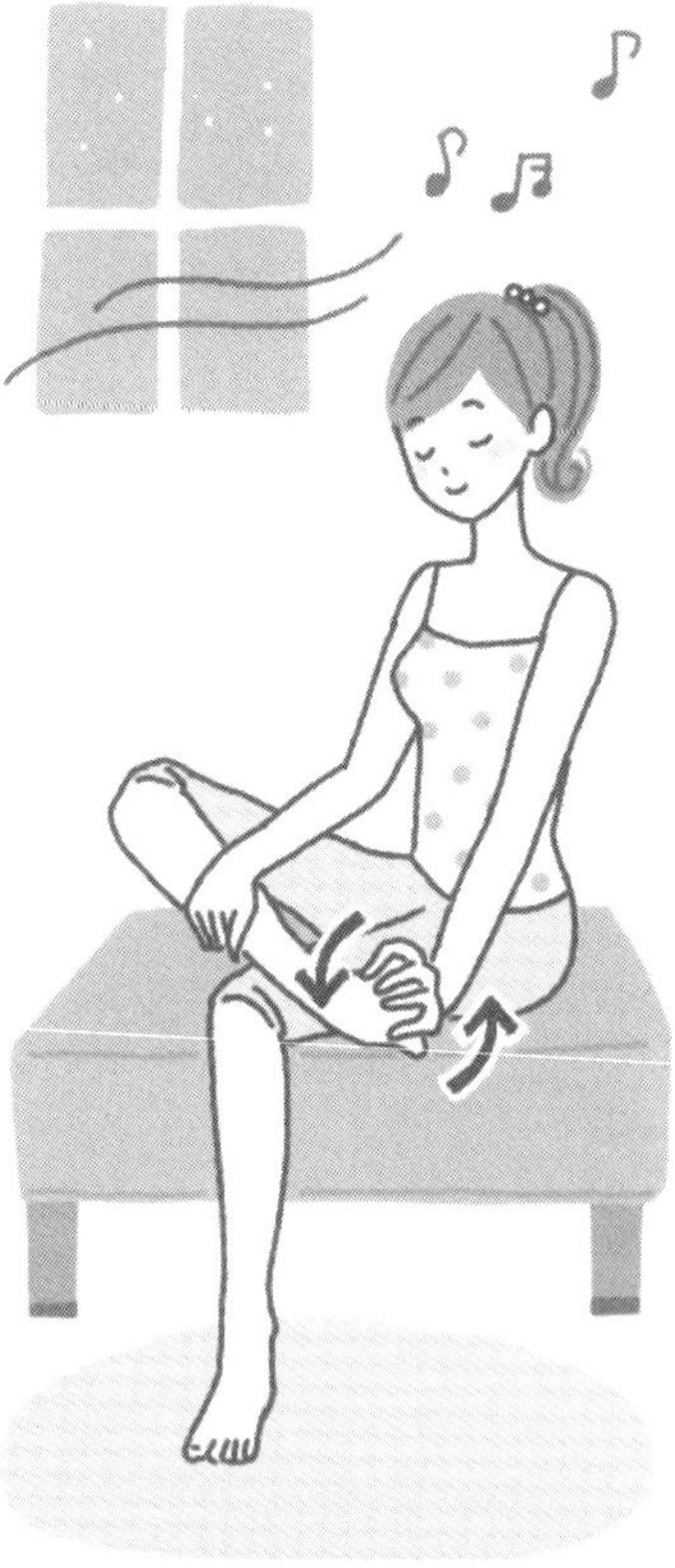

足の指の間に手の指を入れて、左右５回ずつゆっくりと回す。前後にもしっかりと動かすこと。

効果 足首周辺の老廃物を流して、むくみを解消。ほっそりした足首に。

足指ほぐし

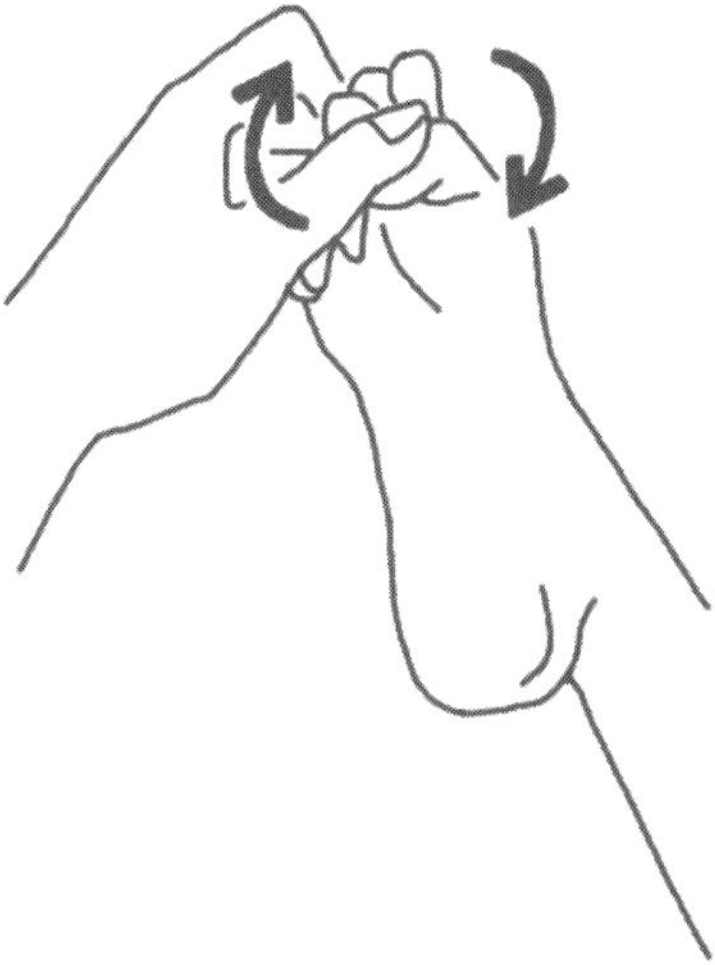

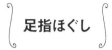

足の指を1本1本回してほぐす。親指を持ち、外側に10回、内側に10回ずつ回す。残りのすべての指も同様に行う。

効果 靴の中で縮こまっていた指を開放し、ほぐすことで足指の変形を予防する。

足指を割る

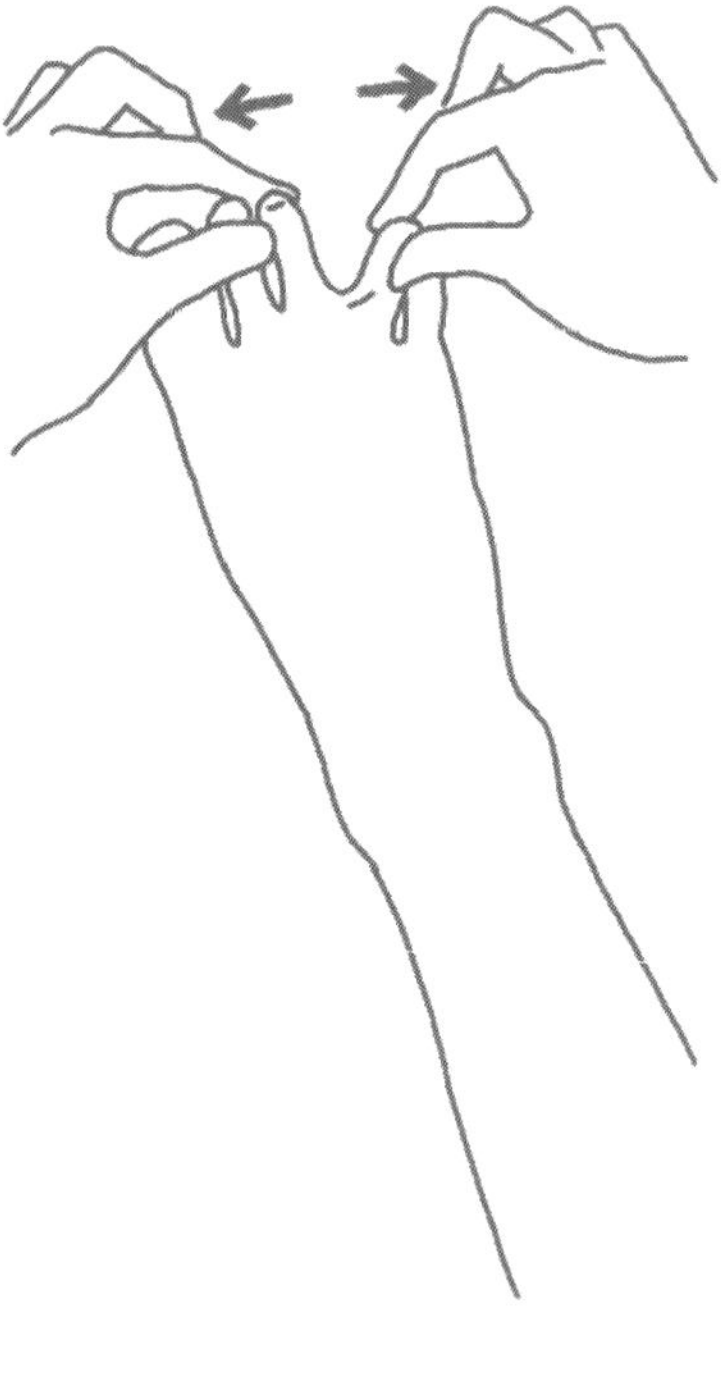

足の指と指の間を広げ、前後にゆっくりと 20 回動かす。残りのすべての指も同様に行う。

効果 重なりがちな指を1本1本ほぐすことで、血流が良くなり、浮き指の予防に。

足指を
引っぱる

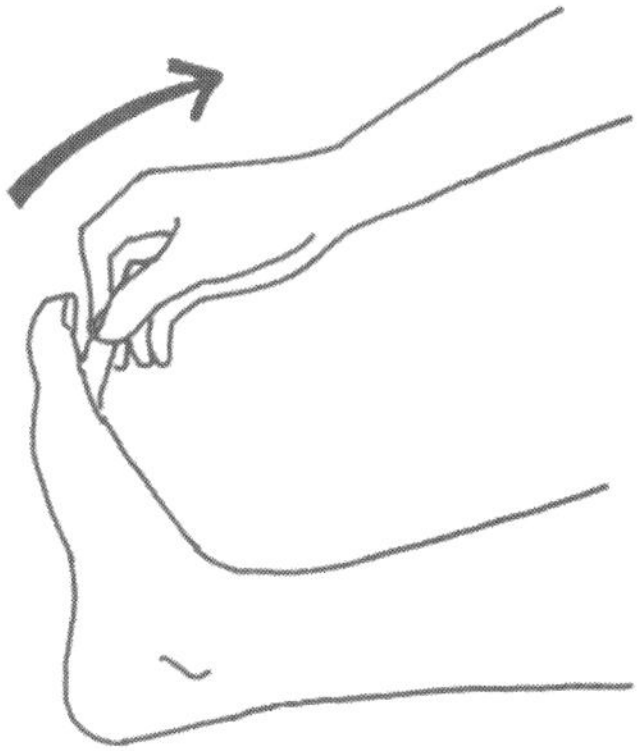

「イタ気持ちいい」程度の強さで引っぱり、ポンと放すのを20回くり返す。ほかの指も同様に。

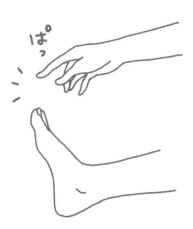

効果 停滞しやすい末端の血流を良くする。指が曲がったまま固まってしまうハンマートゥの予防にもなる。

足裏をもむ

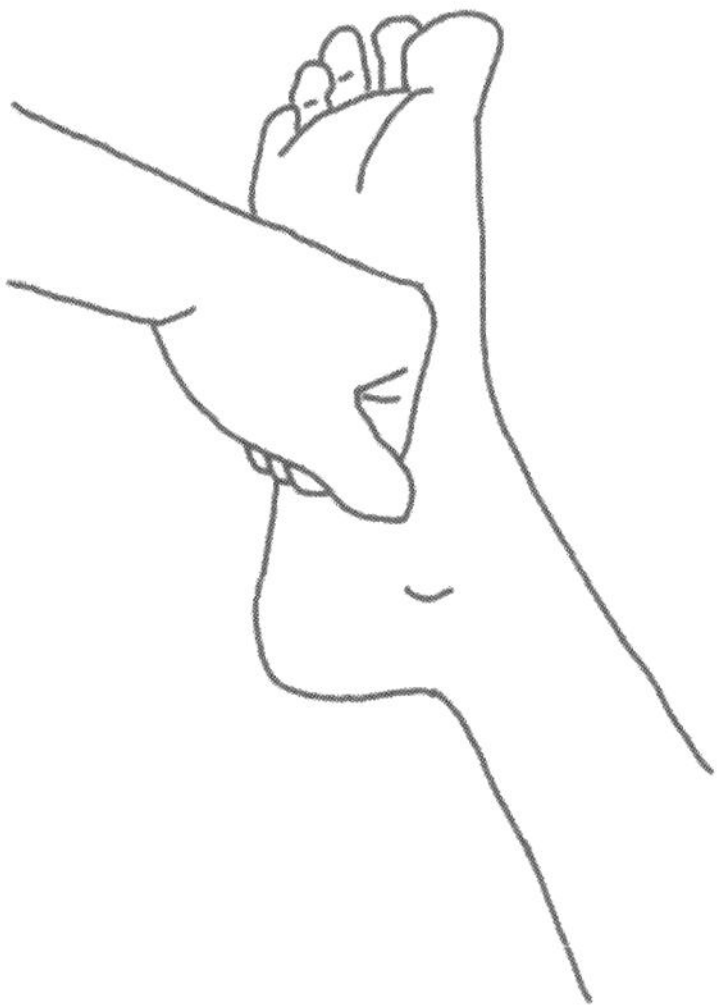

足の裏をもむ。土踏まず周辺はげんこつでたたいてもよい。

効果 足裏を刺激することで血流を促し、冷えやむくみを解消する。

足の甲の
マッサージ

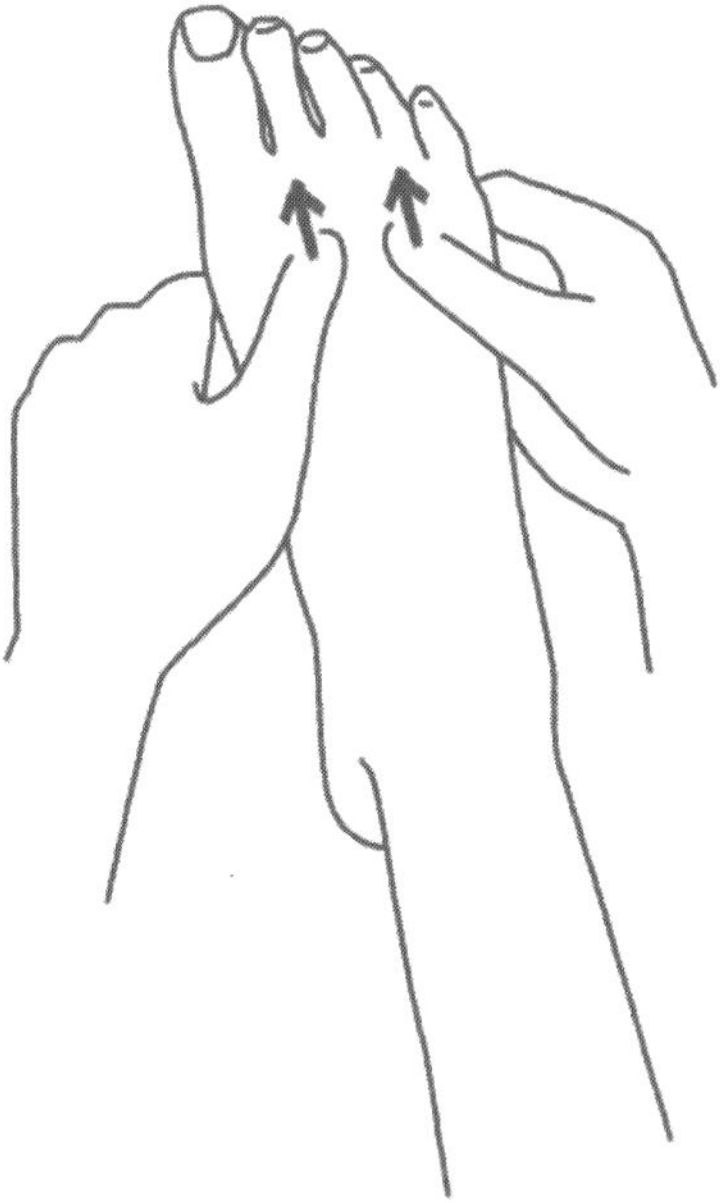

足の甲の骨と骨の間を、足指に向かってマッサージする。

効果 靴で押さえつけられていた足の甲のリンパを流して、むくみを解消。呼吸が楽になる効果も。

おしり歩き

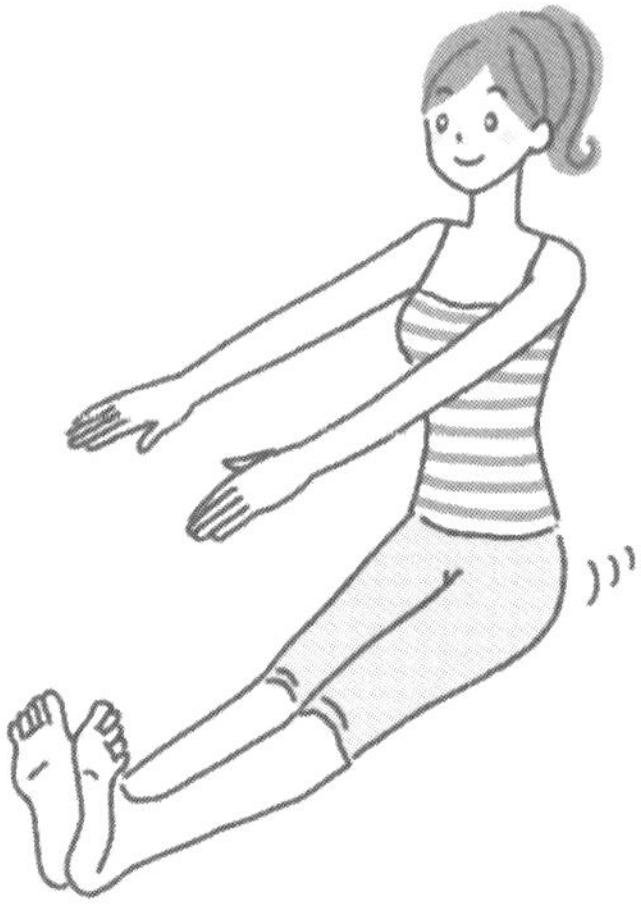

両手、両足を伸ばして座る。左右の股関節を交互に前に出して、前進する。同様に後退も行う。

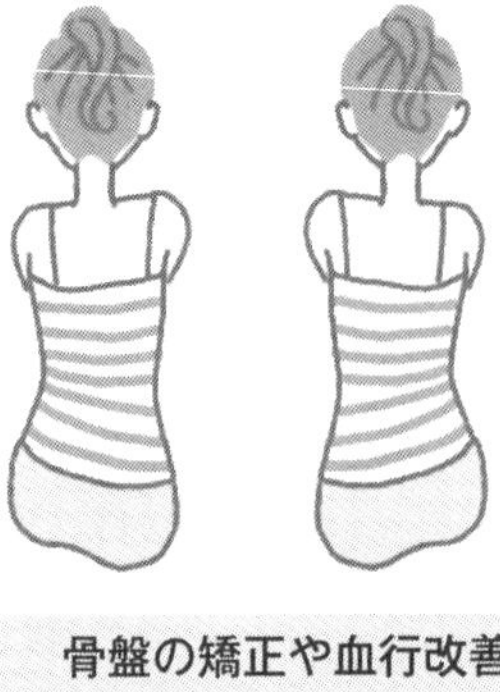

効果 骨盤の矯正や血行改善の効果がある。冷えやこり、むくみを解消。腰痛や便秘の解消も期待できる。骨盤を整えることで、おしり・腰回りのシェイプアップにも。

タオルギャザー

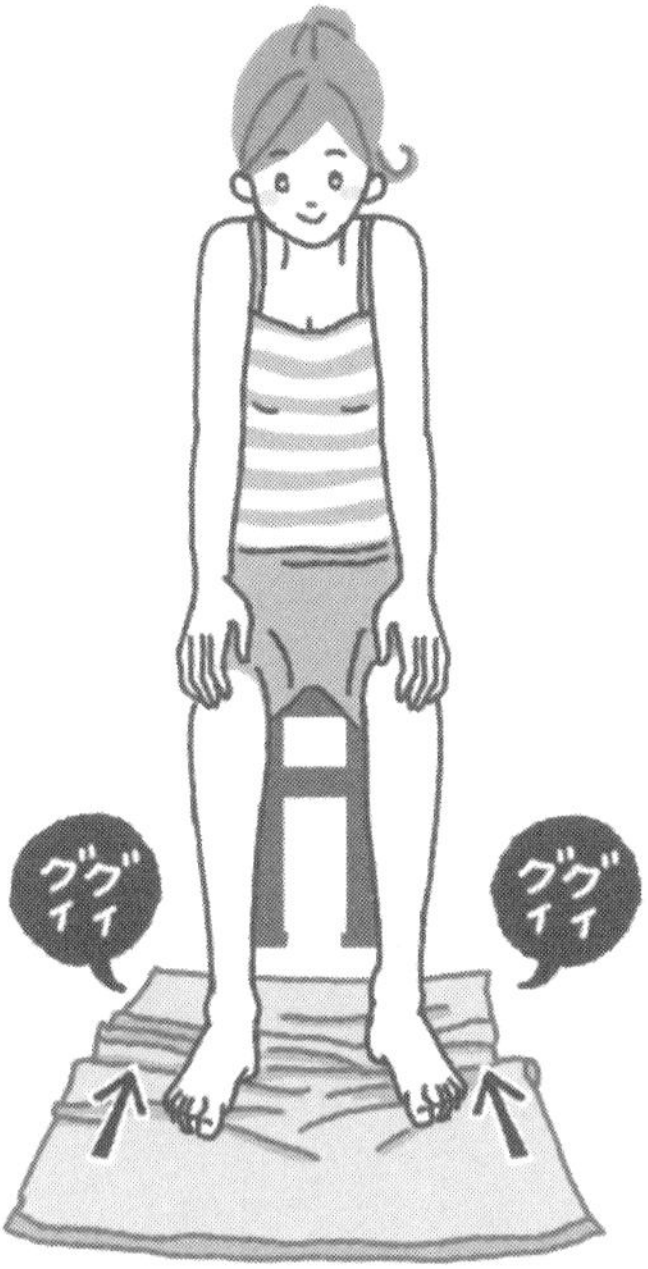

床にタオルを置いて、タオルの手前側を足の指でたぐり寄せていく。

効果 足裏のアーチを育てるトレーニング。ただし、重度の外反母趾の場合は悪化の可能性があるので避けること。

5章

マイナス10歳の体をつくる！ 正しい姿勢・歩き方

若々しさは、
姿勢と歩き方から！

若々しく見える人に姿勢が悪い人はいません。姿勢が悪いと、猫背になり、おなかがぽっこりして、老けて見えてしまいます！　内臓が圧迫され、呼吸が浅くなると精神面も低下しがちですし、肌のたるみの原因にもなってしまいます。

逆に、姿勢を良くして歩くと、内臓の動きが活発になり、呼吸が深くなるので心も前向きになります。顔もリフトアップされて肌にハリとツヤが出て、身長が高く、スタイルが良く見えます。脚の形も美しくなり、後ろ姿が若々しくなります！

同窓会などで感じたことがあるのではないでしょうか。若々しさというのは、50代、60代と年齢を重ねれば重ねるほど、その差が大きくなります。今日から正しい姿勢と歩き方を心掛ければ、マイナス10歳も夢ではありません。

正しい姿勢が若々しさの源

正しい姿勢をとろうと思うと、最初は大変に感じるかもしれません。だからこそ、正しい姿勢を維持するには、いろいろな部位の筋肉が使われているということが実感できます。

逆にいうと、楽だからといってダラッとしていることこそが大きなリスク！若いうちはそれでも筋肉や骨が持ちこたえられますが、年齢とともに全身にガタがきます。そこで、眠っている筋肉を目覚めさせ、自然と正しい姿勢がとれるようにしましょう。そうしないとむしろ気持ちが悪いと思うくらい、正しい姿勢を体におぼえ込ませるのです。

1日10秒の壁立ちで、美しい立ち姿

腰を立てることを意識することで腹筋と背筋をきたえて、自前のコルセットをつくります。この壁立ちエクササイズは、毎日10秒でいいので習慣化するとよいでしょう。立っているときも座っているときも、腰をピンと立てるだけでエクササイズになりますし、ダイエットにもなるのです。

①壁に背中をつけて、つま先を開いて立つ

▼

②後頭部、肩甲骨、ヒップ、ふくらはぎ、かかとの5ヶ所を壁につける

▼

③腰の後ろに手の平一枚分くらいの隙間が空いているかを確認

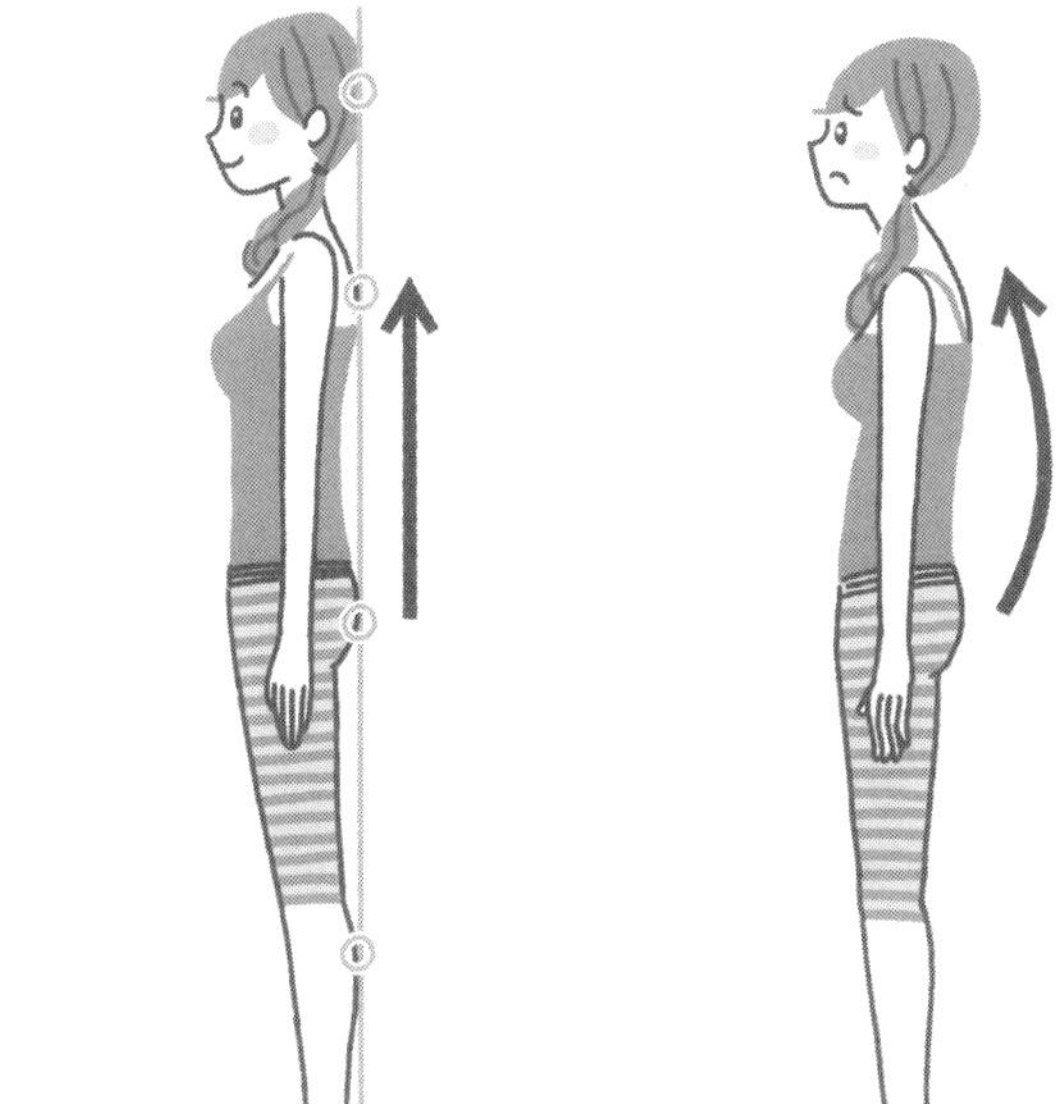
姿勢が良い人
姿勢が悪い人

④隙間の調整◀

腰の後ろに隙間が空きすぎている人は、腹筋が弱く、腰を反らしすぎることで腰痛になりやすい傾向があります。下腹部に力を入れ、腹筋・背筋を使って骨盤を立てることで、隙間を調整しましょう。

⑤全身が映る鏡の前で立ち方をチェック◀

▼中心線をチェック。鼻筋、おへそはまっすぐになっていますか？
上半身と下半身の正中線がずれていませんか？
▼両肩の高さは平行ですか？　片側だけ上がっていませんか？
▼首が左右に傾いていませんか？

立つときは、おしりをキュッと締め、膝をつけるように意識してください。

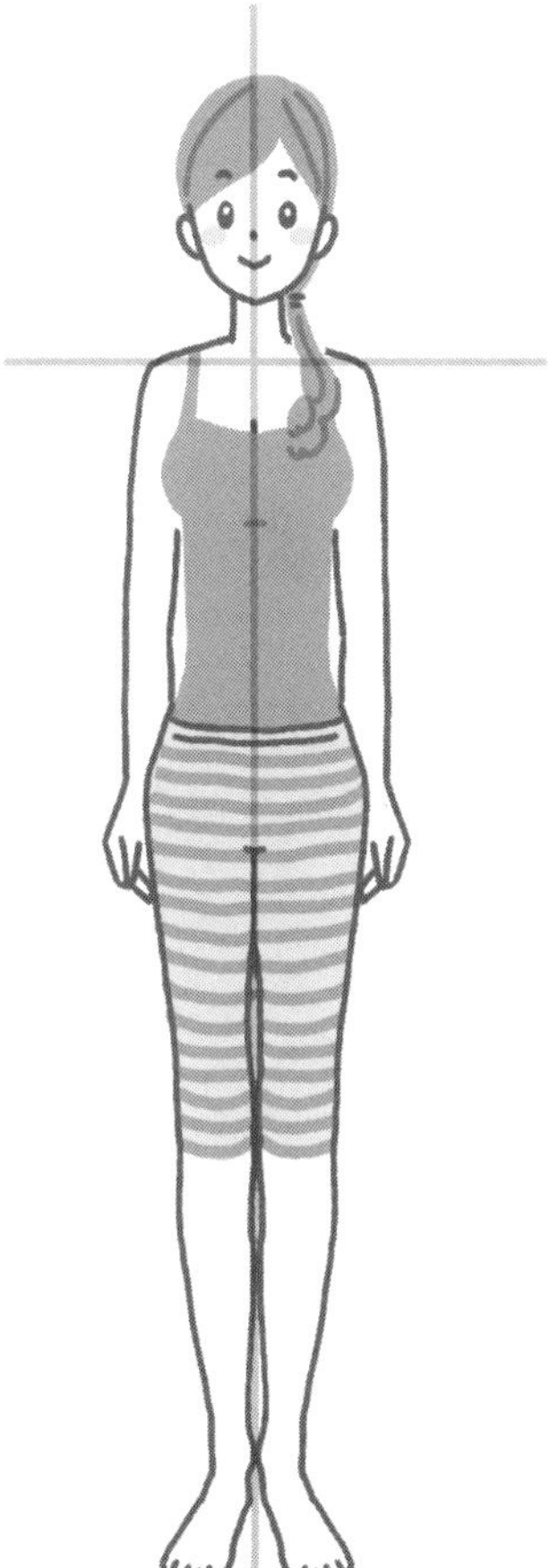

そうすると、内側重心になり、ヒップアップの効果もあります。この姿勢を意識するだけでも代謝を上げることができます。

美脚チェック

私が行っている講座では、毎回「美脚チェック」を行っています。

まずは、つま先をまっすぐにして立ってください。つま先、内くるぶし、ふくらはぎ、膝、太ももの5点がつくのが美脚の条件です。

美しい脚に大切なのは、筋肉のつき方のバランスであり、脚がまっすぐかどうかなのです。O脚で、膝の間がパカッと開いている人は、ヒップを締め、膝を近づけ、膝のお皿が正面を向くように意識してみてください。そうするだけで内側重心になり、血流やリンパの流れが良くなるので代謝がアップします。顔の血色も良くなるので肌もツヤツヤになります！

美しい脚

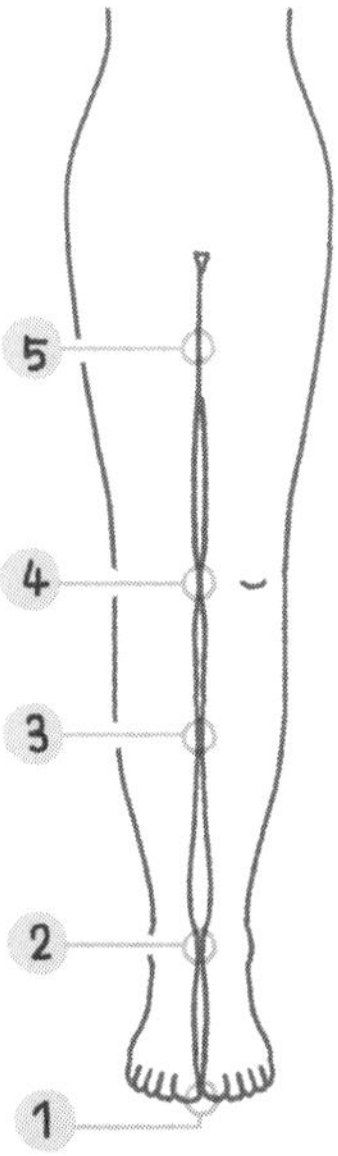

かかとをつけ、
つま先をそろえて立ちます。
美脚の条件は、脚の太さよりも
脚そのものがまっすぐかどうかが大切！
下記の5点が接触し、
4つの空間があいている状態が理想です。

1 つま先
2 くるぶし
3 ふくらはぎ
4 ひざ
5 太もも

注 親指同士がくっつかない場合は、外反母趾の可能性があります。

「休め」の立ち方に注意！

みなさん、「休め」のときの立ち方を気にしたことはありますか？

実際には、ほとんどの人が片脚だけに重心をかけています。そのほうが楽だと感じている人が多いのですが、この立ち方は、膝や脚にとっては大きな負担がかかります。片側の脚だけに体重がかかってしまうことで歩き方がおかしくなり、膝が痛くなったり、脚全体のゆがみにつながってしまいます。

また、歯を磨いているとき、電車で立っているときなど、知らず知らずのうちに、片側重心の立ち方がクセになっていませんか？

そうなると、左右の脚の太さに違いが出てくる可能性がありますし、片側の脚だけまっすぐ前に出せないという、おかしな歩き方になってしまいます。

膝の痛みがある、脚の太さが左右で違う、脚の外側に骨や筋肉が張り出しているという人の多くは、この片側重心の立ち方や歩き方をしています。
「休め」のときは、両脚を肩幅に開き、重心は真下に、体の中心軸を意識して、左右均等に体重をかけるような立ち方を心掛けること。ゆがみのない、代謝の良い体を目指しましょう。

腹筋・背筋をきたえる、正しい座り方

ここ数年、長時間の座りっぱなしによる健康被害が問題になっています。喫煙と同じくらい健康に悪く、肥満やガン、早期死亡のリスクを高めると報告されています。

立っているときよりも、座っているときのほうが楽だと思っていませんか？
実は、骨盤にかかる負担は、立っているときよりも座っているときのほうが

大きいのです。なぜなら、立っているときは体重を各関節に分散しやすいのに対し、座っているときは直接腰や骨に負担がかかってしまうからです。

また、肩こりの予防のためにも正しい座り方は大切です。外国には肩こりという言葉が存在しないそうですが、日本では国民病といっていいほどです。デスクワークなどで机に向かう際、肩に力が入ってしまうので、肩がガチガチになってしまいます。

肩こりだけでなく、座る姿勢が悪いと呼吸が浅くなるという問題もあります。背中が丸まり、胸郭《きょうかく》が狭まることで、肺へ送りこむ空気の量が減ってしまうのです。腹筋も使われないので、ぽっこりおなかも改善されません。

これらを極力軽減するために、正しい座り方をおぼえましょう。

正しい座り方は、腹筋・背筋を使って背筋を伸ばし、まず腰を立てること。次に、骨盤の上にまっすぐ上半身を乗せ、胸を開き、頭が前に倒れないように、肩と耳のラインがまっすぐになることを意識しましょう。

背もたれを使う場合は、おしりをググッと奥まで入れて、おしりの割れ目の上の部分（仙骨）が背もたれにかかるように深く腰をかけ、腰を支えます。このとき、背もたれで支えるのは腰だけで、背中はつけません。そうすることで腰を立て、背中をまっすぐに伸ばし、腹筋・背筋を使った良い姿勢で作業することができます。

前かがみになるときは、長い物差しが背中に入っている姿をイメージしてください。骨盤から背中までをまっすぐにした状態で、上半身を前に倒すようにして、常に腹筋・背筋を意識しましょう。

イスに座るときに脚を組んでいる人はいませんか？　股関節がずれてしまうので、くれぐれも脚を組まないように。脚を組まないと落ち着かないという人は、すでに体がゆがんでいる可能性が大。すぐにそのクセをやめて、脚を組むと気持ちが悪いと思うぐらい、体をニュートラルに戻しましょう。

代謝アップのための正しい歩き方

手軽にできる健康法としてウォーキングに人気が集まっていますが、自己流で歩いているだけでは代謝は上がらず、逆に、腰や膝、あし（足・脚）を痛める原因になってしまいます。

また、現実的に仕事や子育てで忙しく、なかなか時間をとれない方も多いことでしょう。統計によると、一般的な成人女性は日常生活の中でも6000歩以上は歩いているので、日常的な歩行の質を高めることがもっとも効率的です。「ウォーキングは量より質」ということを念頭に置いて、一歩一歩の質を高め、いつまでも若々しい体づくりを目指しましょう。

①背筋を伸ばし、姿勢を正す（p96参照）

▼

②あしをまっすぐ前に出す

膝を支点としたふりこをイメージ。かかとと膝がまっすぐ前に出るように意識しましょう。足指を使わず歩いていたり、足と靴がきちんと固定されていないと、膝と足にねじれが生じてしまいます。膝に負担がかかり、脚の外側に筋肉が張り出すので要注意。

▼

③足裏全体で着地する

年齢を重ねるとかかとの脂肪組織が薄くなり、痛みが生じることがあります。かかと着地は全身にかかる負担も大きいので、着地は足裏全体を意識しましょう。

▼

④足裏全体から足指に向かい、体重を前方に移動する

⑤親指側で蹴り出す

最後はつま先の親指側を使って蹴り出します。

ここで特に意識してほしいのは、内側重心になっているかどうかです。小指側で蹴り出すクセのある人は外側重心になっている可能性があり、太ももやふくらはぎの外側の筋肉が張る原因になります。p100の美脚チェックでふくらはぎの内側がつかなかった方も、脚の内側の筋肉が使えておらず、外側重心になっている可能性があります。

親指側を意識することで内側重心の歩き方に変えていきましょう。内側重心で歩くと、脚の内側の筋肉を正しく使うことができます。ふくらはぎの筋肉が収縮し、ミルキングアクションという血液を心臓に戻すポンプの作

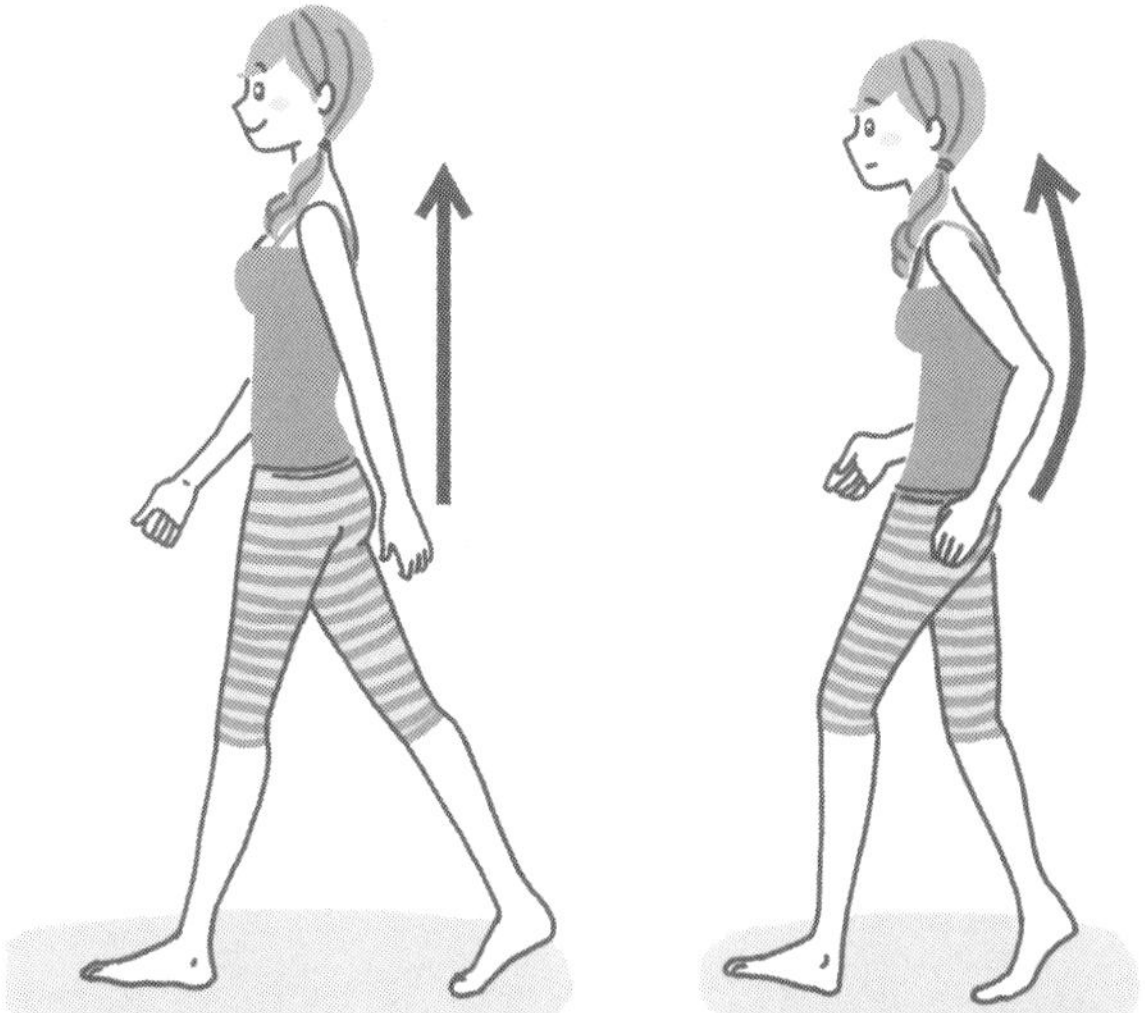

足指が
使えている人の
歩き方

足指が
使えていない人の
歩き方

用が働くため、歩けば歩くほど代謝を上げることができるのです。血流が良くなるので、冷えやむくみが解消されますし、脚の内側の筋肉が使われることで美脚にも絶大な効果があります。

歩行の質を高めるために大切なのは、何歩歩いたかではなく、どの筋肉を使っているかを常に意識することです。一歩一歩、歩く度に、この筋肉を使って歩くと脚の形がこうなる、ヒップのこの筋肉を使って歩くとヒップの形がこうなると、具体的にイメージしながら歩いてください。

そうすることで、家の廊下を歩くときでも、子どもの手をつなぎながらでも、正しい筋肉を育てながら、美しく歩くことが可能となります。いつでもどこでも「ここが私のウォーキングステージ!」という意識を持って歩いてみましょう。その積み重ねが健康と美脚につながり、マイナス10歳の若々しさをつくることになります!

6章

もう痛くならない、正しい靴の選び方

あし（足・脚）と靴のことを知らない日本人

日本の靴売場にはずらっと靴が並んでいて、お客さんは自由に靴を選ぶことができます。それに対し、ヨーロッパの靴店では、まず表のショーケースに並ぶ靴を見て店内に入り、店員さんがサイズを測り、靴を持ってきます。

日本のように本人の主観で選んだり、ましてや、靴をお土産などはもってのほか。なぜなら「靴はメガネと同じ」という考えだからです。他人に自分のメガネをすすめないように、自分用に合わせたものが他の人にフィットするとは限らないのです。

特に足に悩みを抱える人は、自己流で判断せず、専門家に相談しましょう。

あなたの靴選び、間違っていませんか？

「あし育」の講師をしていると、生徒さんからよく聞くのが、「買っても、買っても合う靴が見つからない」「靴は合わないものと諦めている」という声です。

私も経験があるので、その気持ちはよくわかります。

ですが、そもそも「靴はメガネと同じ」という発想の転換をすることです。それぞれに合わせた微調整が必要な道具なのです。少し大げさですが、既製の靴で自分の足に合うものが見つかるかは「宝くじに当たるようなもの！」と覚悟して、真剣勝負で選んでいます。

以前、講座のアンケートで靴選びにかける時間を聞くと、一番多かった回答は「10分」でした。外国では、時には裸足になって、靴選びに延々2時間以上かける人もいるそうです。

「朝ベッドで靴を履き、夜ベッドで靴を脱ぐ」という、長時間靴を履く文化を持つ人たちと、私たち日本人とでは意識の違いは否めません。

2時間とはいわなくても、お目当ての靴を見つけたら、まずはその靴の構造を調べましょう。次に、自分の足のサイズを測ってもらい、靴をフィッティングします。最後に、店内をできるだけ歩きまわり、履き心地を確かめ、インソールなどの微調整を相談します。ここまでやるとなると、最低30分はかかるので、靴店を訪れる際はたっぷり時間があるときをおすすめします。

また「デザインが素敵だから」とか「セールだから」という理由で靴を選んでも、一度歩いただけで痛くてもう履けないと結局ムダになってしまいます。

まずは、どのような靴が自分に合うのか、自分の足のタイプと靴の基礎知識をしっかり身につけましょう。

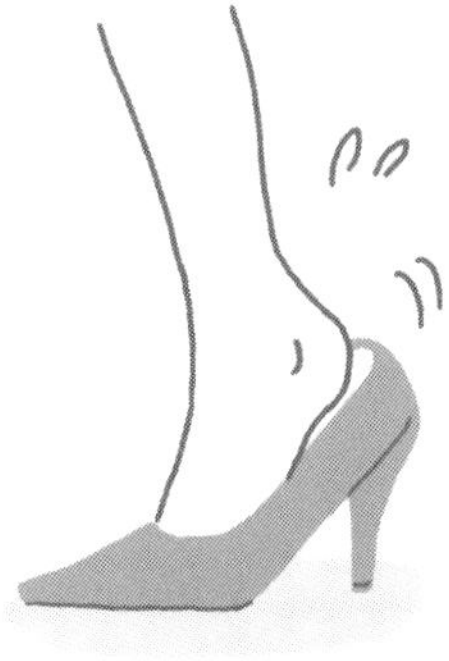

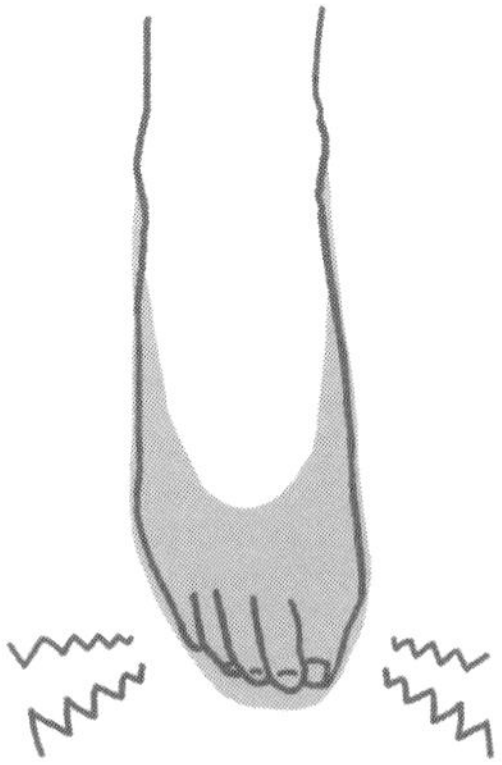

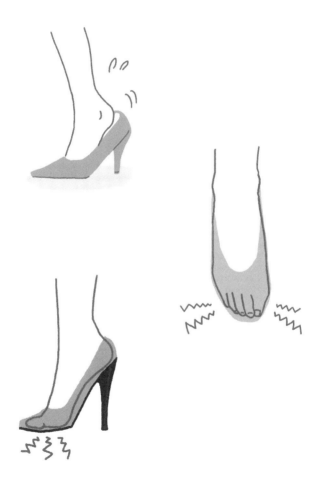

自分の足はどのタイプ？

まずは、自分の足の形を知りましょう。タイプはおおまかに分けて、3種類あります。

日本人に一番多いのが、親指が一番長い「エジプト型」です。親指が人差し指より長いため、指が靴に当たって外側に傾きやすい傾向があります。外反母趾に一番なりやすいタイプです。

次に多いのが、人差し指が一番長い「ギリシャ型」。つま先が細い靴を履いても、比較的外反母趾になりにくいタイプです。

最後が、日本人に一番少ないといわれる「スクエア型」です。親指と人差し指の長さがほぼ同じで、全体的に四角い印象です。

それぞれ自分の足の形に合った靴を選んでトラブルを予防しましょう。

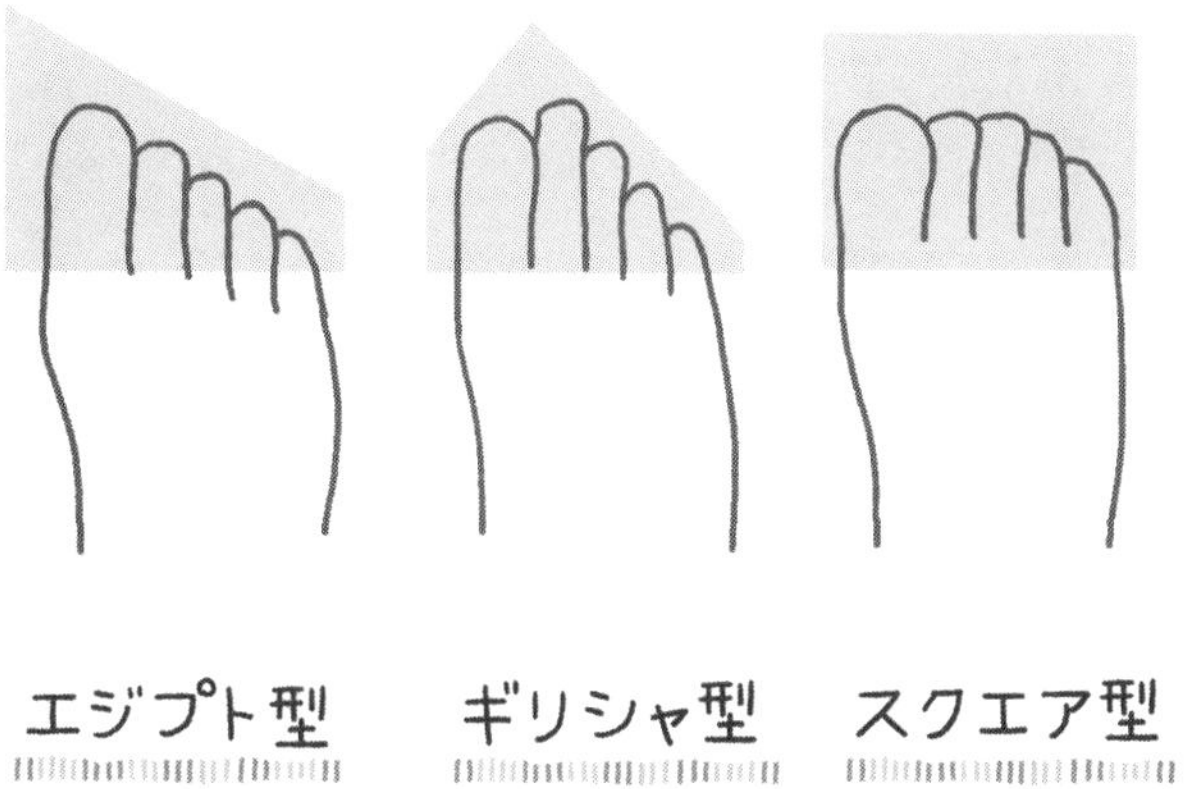
エジプト型
ギリシャ型
スクエア型

自分の足の正しいサイズを知りましょう

みなさんはご自分の靴のサイズを正確にご存じでしょうか？

自分のサイズはこれだと長年思い込んでいる可能性もあるので、靴を買う際にはお店でサイズを測ってもらいましょう。足のサイズは必ず両足を測り、大きいほうのサイズに合わせます。

また、足の長さ（足長）だけでなく、足囲（足の親指と小指の付け根をぐるりと囲んだ周囲の長さ）も測ってもらってください。靴のサイズはＪＩＳ規格によって定められています（※2）。足長と足囲を照らし合わせて、ご自分のサイズを確かめましょう。

また、通常、日本の靴の幅は2Ｅでつくられていることがほとんどです。ご自分の足囲が細めであればＥを、広めであれば3Ｅを選ぶなど、足長だけで選ばず、自分の正しい足のサイズを知っておくことが重要です。

ただし、同じサイズ表記でも、メーカーによっては実際の大きさが変わる場合もあるため、必ず自分で履いて、よく確かめるようにしましょう。

※2：JIS規格（1983年制定、1998年改正）では、一般歩行用の靴のサイズが足長と足囲、または足長と足幅で表し、規定されている。

幅が広すぎる靴、かかとが柔らかい靴は危険

日本人は、足が楽だからと幅の広い靴を選ぶ傾向があります。例えば、足囲が2Eなのに4Eの靴を履くなど、靴の幅が広すぎる方が多くみられます。

特に、膝の痛みや外反母趾など、「あし（足・脚）」のトラブルを抱える方に

その傾向が多くみられます。できるだけ足が靴にあたらないようにと幅の広い靴を選んでしまうのでしょう。

しかし、そのような考えがかえって足裏のアーチを崩れさせ、外反母趾を悪化させる原因にもなります。必要であればアーチをサポートするインソールを入れるなど、調整することが大切です。

また、かかとを踏んで歩いている人を見かけますが、つまずく危険があるだけではなく、歩き方が悪くなったり、足のトラブルや脚のゆがみにもつながります。「靴はかかとが命」。靴を履くときは特に肝に銘じてください。

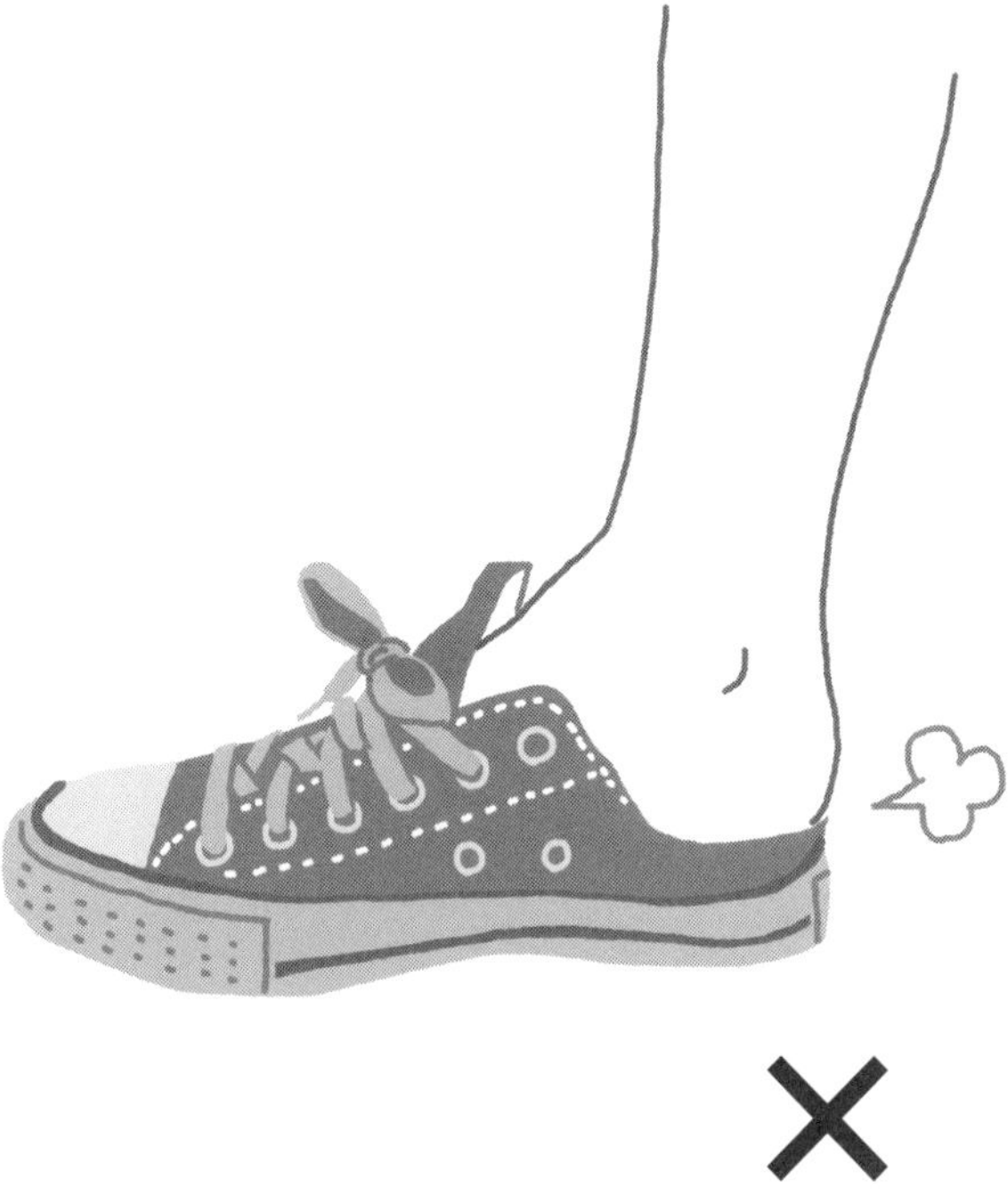

正しい靴の選び方

1 靴のかかとを確かめる

まず、かかとをしっかりサポートしてくれる靴かどうかを見極めましょう。靴を手にしたら、かかとの部分を親指と人差し指で押し、硬い芯（ヒールカウンター）が入っているかどうかを確かめてください。かかとに芯が入っておらず、簡単にかかとが踏めてしまう靴は望ましくありません。

2 足にフィットしているかを確かめる

つま先部分に約1～1.5㎝の余裕があるものを選びましょう。中敷きを取り出せるものは靴から取り出して、その上に実際に足を置いてみて確認しましょう。

ここで大事なのは、「靴の中で足指がのびのび動かせるか？」です。つま先がぎゅうぎゅうに詰まった靴ではなく、つま先部分に余裕があり、しっかり足指を使った歩行ができる靴を選んでください。

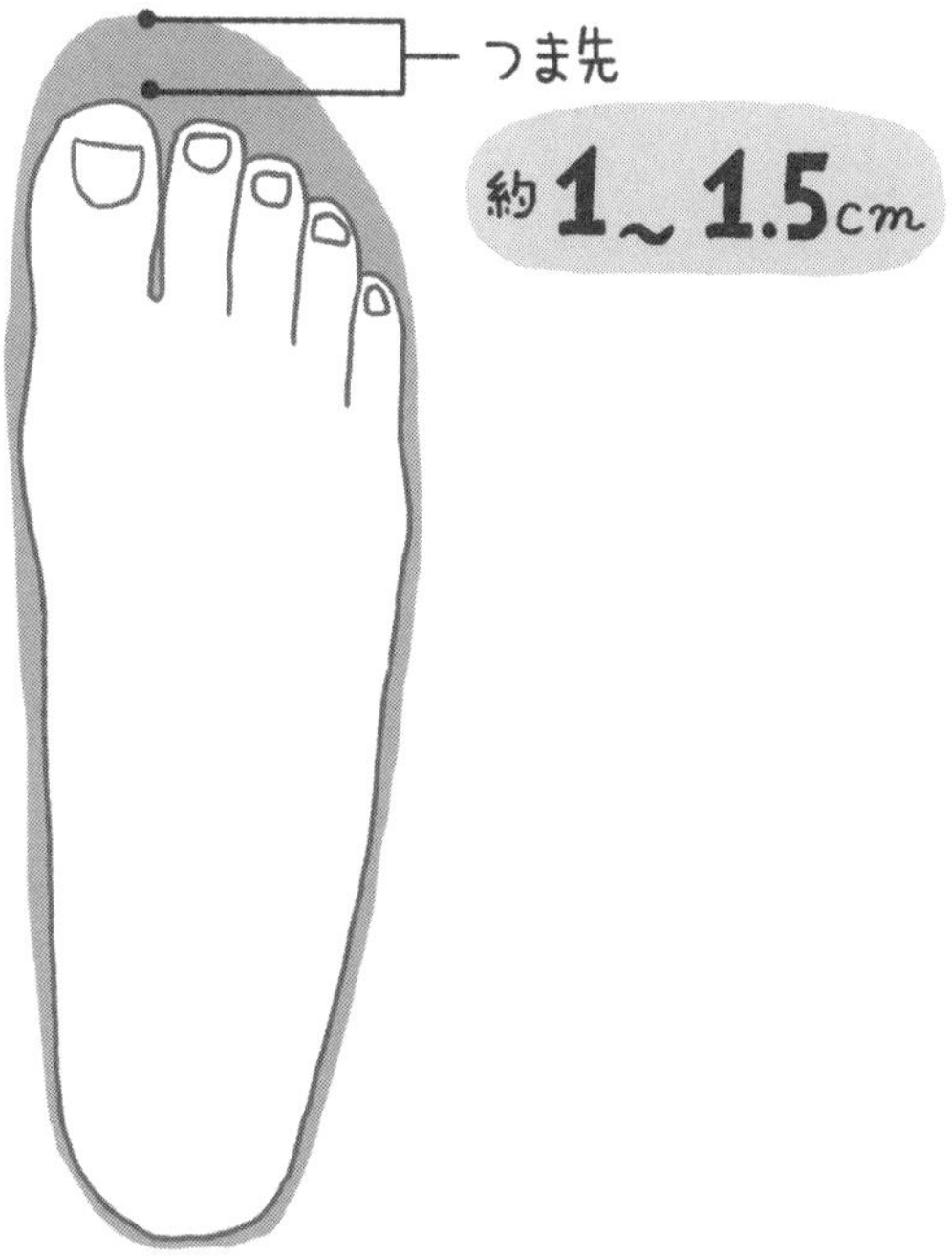

3▼靴の「かえし」を確かめる

靴底を曲げてみて、靴の曲がる位置＝「かえし」を確かめます。かえしがない厚底の靴は、ヒールの底面積が広くて楽に感じるかもしれませんが、正しい歩行をすることができません。正しい歩行とは、重心をかかと↓足の外側↓内側↓親指へ移動する「あおり歩行」のことで、靴底が曲がらないと、この重心の移動が正しく行えません。

実際に靴を履き、自分の足の指が曲がる位置と、靴のかえしが同じ位置にあるかどうかを確かめましょう。

トラブルを防ぐヒール靴の選び方

高いヒールの靴を履くと足首がキュッと引き締まり、脚が細く長く見えるので、美を追求する女性にとっては手放せないアイテムです。

ただし、脚が美しく見える反面、足のトラブルにもつながりやすいので、履くときには細心の注意が必要です。

ヨーロッパでは、母親が娘に「ハイヒールは2時間まで」と教えているそうです。オフィスやパーティー会場につくまでは、かかとが安定した歩くための靴を履き、現地についてからハイヒールに履き替えるように教えるのだとか。

ハイヒールはもともと、ふかふかのじゅうたんの上をしゃなり、しゃなりと歩く、いわば魅せるための靴であり、長時間、硬い地面の上を歩くためのものではない、ということをよくおぼえておいてください。

くれぐれも「私、靴を脱いだらすごいんです！（足のトラブルが……）」とならないよう、足のトラブルを防ぐためのヒール靴の選び方をご紹介します。

1 かかとが靴とぴったりフィットしていること

かかとが合っていないと、歩くときにかかとが脱げやすく、歩きにくくて安定しません。また、きつすぎるとかかとの骨の変形につながることも。つま先だけに集中しがちな体重を足全体に分散し負担を軽くするためにも、かかとのフィット感が重要です。

2 かかとに硬い芯（ヒールカウンター）が入っている

かかとの内反・外反を防ぐため、靴ではこの部分が重要です。硬い芯が入っていないと靴の中でかかとがグラグラするため、正常な歩行ができず、捻挫しやすくなります。

3 つま先にゆとりがあるものを選ぶ

つま先が細すぎず、足指が動かせる靴にしましょう。靴を履いた時点で、指の付け根や甲、指先など、あたって痛いところがないこと。ただし、足が前滑りすると、つま先にゆとりがあっても指を圧迫してしまいます。靴幅が自分の足囲に合っていること、親指と小指の付け根が靴にきちんとフィットしていることが大事です。

4 ヒールは5㎝まで

ヒールが高くなれば高くなるほど、つま先に負担がかかりやすくなり、足裏や足指のトラブルが発生する確率が高くなります。

5 底面積の広いヒールを選ぶ

ヒールが細いと歩くときに不安定になりやすく、脚の外側の筋肉に余計な負担がかかってしまいます。より良い歩き方で美脚になるためにも、なるべく底面積が広い、安定したものを選びましょう。ヒール部分の真上にあたる部分を上から指で押し、グラグラするようなら、ヒールが安定していない証拠です。

6 ストラップつきの靴を選ぶ

足と靴がフィットしていないと足が前に滑るため、足指に負担がかかり、マメやタコができやすくなります。ハンマートゥ（p68）になる危険性もあるので注意しましょう。足と靴を固定するストラップつきの靴を選ぶか、後から甲にベルトをつけるのもおすすめです。

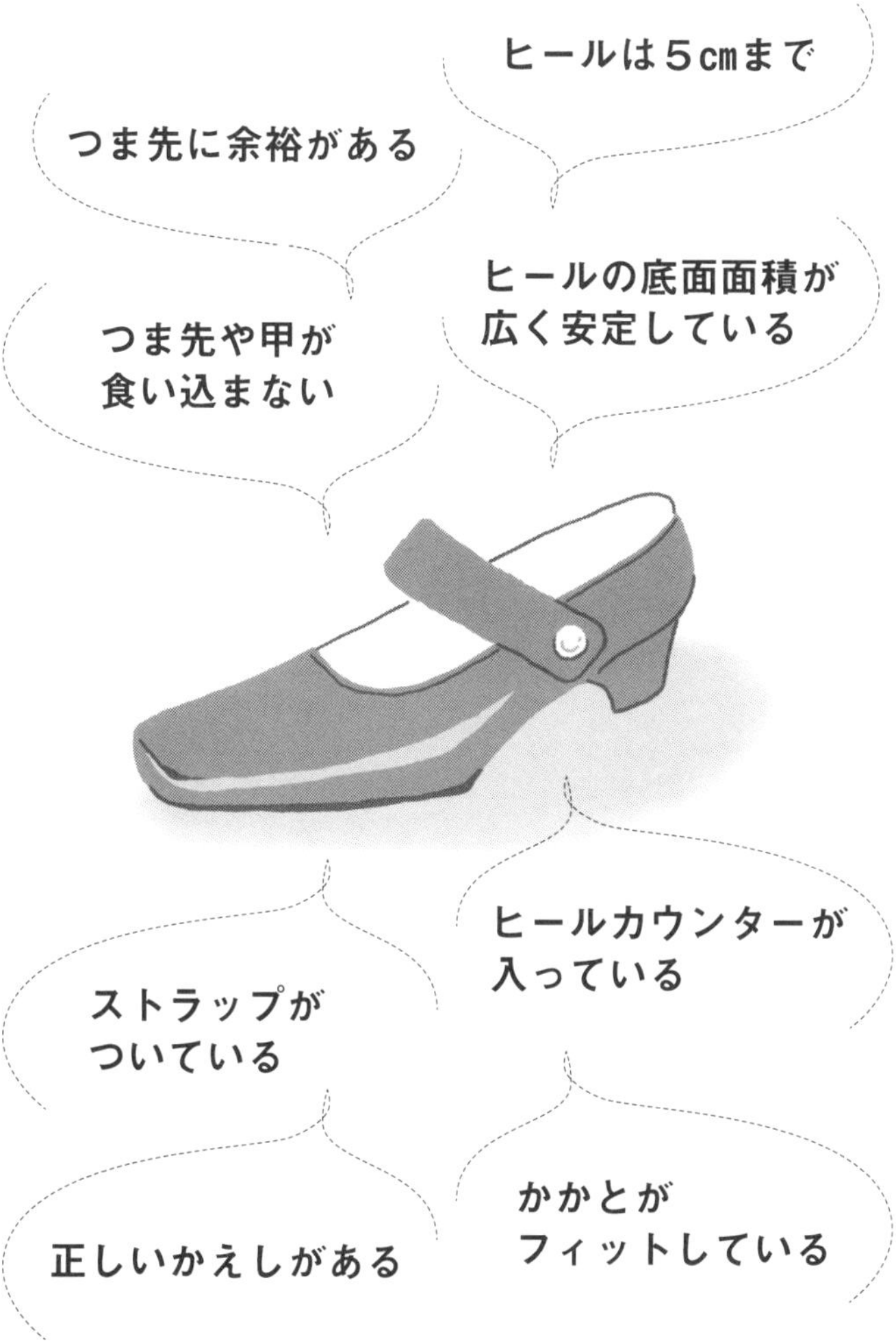
ヒールは5㎝まで
つま先に余裕がある
ヒールの底面面積が
広く安定している
つま先や甲が
食い込まない
ヒールカウンターが
入っている
ストラップが
ついている
かかとが
フィットしている
正しいかえしがある

7章

子どもの「あし」を育てる

幼児期をどう過ごすかで
一生が決まる

子どもたちがこの先の人生を力強く歩いていくためにも、土台となる足はとても大切です。

子どもの足はすぐに大きくなるので、気づいたときには足の爪が靴に圧迫されていることも。親が子どもの足の成長に常に注意を払うことが必要です。

子どもは自分で靴を選ぶことができません。まずは大人が足と靴の正しい知識を持ち、お子さんの足に合った靴を選ぶよう心掛けてください。

そして、ご家族が靴の正しい履き方を実践して、お手本を見せてあげてください。そうすることで、親から子、子から孫へと正しい靴の履き方が伝わることを願っています。

まっすぐな脚を育てる

娘が2歳だったころ、海外の子育て事情について関心を持って調べていくと、ヨーロッパの親御さんは子どもの足と靴に対する意識が高く、足の成長に常に目を光らせているということを知りました。なんでも、子どもをまっすぐな脚に育てるために、歩きはじめの子には、くるぶしまであるハイカットの革のひも靴を履かせるのだそうです。

日本では、足と靴に対する正しい知識を持たないまま成長し、脚が曲がっている人を街のあちこちで見かけます。日本女性はファッションもメイクも上手くなって、とてもきれいになったのに、脚が曲がっているし、靴が足に合っていないために変な歩き方になっていて、もったいない！　と残念に思いました。

そのときに、「日本人が本当の意味で美しくなるには、まっすぐな脚を育てるしかない！」「日本人に欠けているのは、子どものころから脚をまっすぐに育てるための『あし（足・脚）』と靴の教育だ」と気づいたのです。高齢になってもまっすぐな脚で元気に歩いてほしい。そんな思いから、私は２００７年より活動をスタートしました。

現在は大学院の博士後期課程に在籍し、子どもの足の研究を続けています。

赤ちゃんの足の特徴

赤ちゃんは、どの子もぷくぷくとしたかわいい足をしています。なぜここまで柔らかいのかというと、足の骨が未発達でまだ骨化していない軟骨が多いため、それを保護するために厚い脂肪でおおわれているからなのです。

新生児のレントゲン写真をみると、いくつかの骨が確認できるだけで、あとはまだ軟骨の状態です。軟骨はレントゲン写真には写らないため、半分ぐらいしか骨が写りません。

このように、赤ちゃんの足は大部分が軟骨で、厚い脂肪でおおわれているという状態なので、どんなに小さい靴でも履けてしまいます。赤ちゃんは「痛い」ということができないので、大人が気づいてあげないと足の変形を招いてしまいます。

足の成長を妨げないためにも、赤ちゃんの足の形に合った靴を選ぶことが大切です。

子どもの土踏まずの形成

新生児には土踏まずがありません。だいたい1歳ごろから歩行がはじまり、筋肉や骨格の発達によって足をおおっていた厚い脂肪が減少していきます。それによって、まず足のまん中に凹みができ、それがだんだんと広がっていって、土踏まずが形成されます。

遺伝的な要因で扁平足になってしまう場合もありますが、一般的には5～6歳までに土踏まずが形成されると報告されています。

このように、幼児期は足の成長を決定づける大切な時期。外遊びの機会が多いほど土踏まずの面積が大きいという報告もあります。文部科学省の「幼児期運動指針」に定められているように、幼児期は多様な動きが経験できるようにさまざまな遊びを取り入れましょう。また、楽しく体を動かすことが大切です。

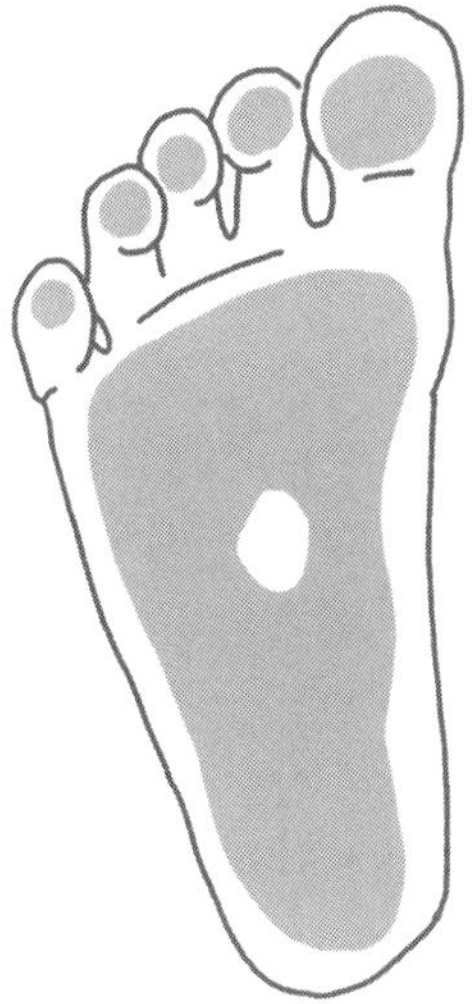

子どもの土踏まずは
真ん中から凹んで
形成されていく

足の成長は男性では16歳、女性では14歳まで続き、長い年月を経て、骨格が形成されます。

子どもの浮き指と内反小趾

1970年ごろから、足の研究者たちは子どもの浮き指や内反小趾が増えていることに警告を発しています。その警告を裏づけるよう、幼稚園や保育園で調査すると、ほとんどの子どもの小指が曲がっていることがわかりました。さらに、小指だけでなく、その隣の薬指も一緒に内側に曲がっている子どもが実に多いのです。

ひどいお子さんになると、人差し指が外反、薬指、小指が内反と3本が曲がっていたり、裸足になっても足指が伸びず、足指が曲がったままになってしまう

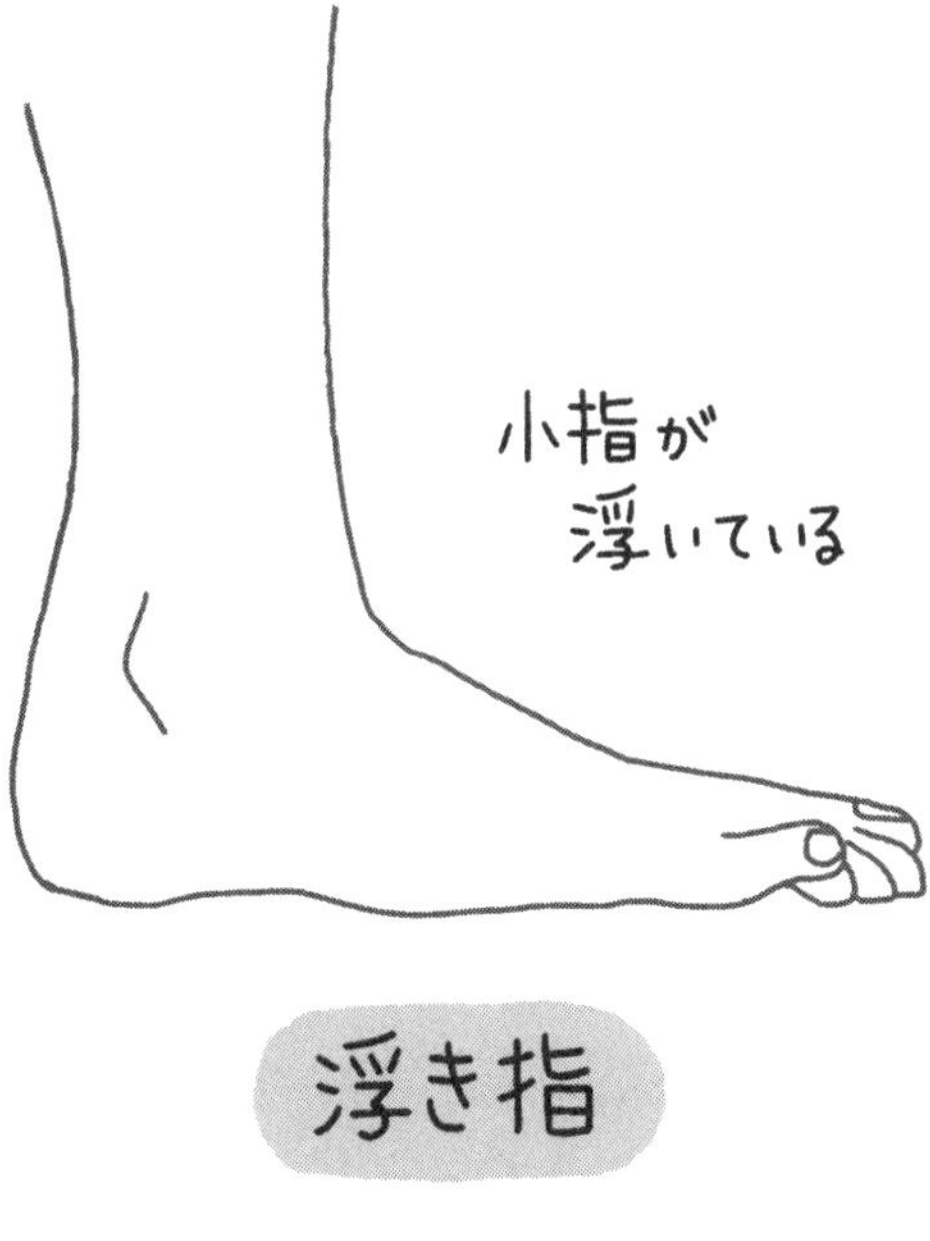
小指が
浮いている
浮き指

ハンマートゥ（p68）の状態だったりします。

また、浮き指は小指に一番多く、人差し指が親指と中指の両側から押し上げられて、浮いてしまっていることもあります。

浮き指の子どもは、足指が地面にしっかり着いていないため、身体の重心が後ろに残ってしまいがちです。すると、足裏の接地状態の変化に伴って足が前に移動していかないので、足指まで体重が移動せず、足指がしっかり使えない状態になってしまいます。

このような現象は、生活環境が変わり、外遊びが減ってしまっているために、子どもたちの体が退化しているといわざるを得ません。

自宅ではお子さんをできるだけ裸足にさせて、足の指がのびのびと動かせるようにしてあげてください。親子で足指ジャンケンをしたり、遊びながら足の指を動かすこともいいでしょう。親子でのスキンシップにもなるので、1日1回の実践をおすすめしています。

上履き・指定靴の問題

日本では、幼稚園での上履き、学校の指定靴など、全員が同じ靴を履くことが当たり前になっています。

前述しましたが、この状況は他人のメガネを無理してかけているのと同じことです。それぞれの足の個性があるにもかかわらず、みんなが同じ靴を履くことは「あし（足・脚）」の成長にとって望ましいとはいえません。

上履きについては、マジックテープ式のものを採用している幼稚園があったり、ひも靴を指定靴にしている学校もあるので一概にはいえませんが、お子さんの足に合った機能的な靴を履くことを許可してもらうよう親御さんが働きかけることも、足の成長を守るためには大切です。

指定をしている学校のほうではまったく悪気なく、ただ、「あし（足・脚）」

と靴の正しい知識を知らないだけかもしれません。ただ、それが子どもの足の健康にとってどんなに怖いことか、今一度考えていただきたいところです。

まずは、日々成長する子どもの足に目を光らせ、靴が少しでも小さいと感じたら買い替えること。特に、上履きは買い替えを忘れがちなので定期的に確認することが重要です。

日本の常識、世界の非常識

靴の正しい履き方を説明します。これは大人も子どもも同じです。

まずは、靴のひもをほどいたことはありますか？　靴を購入して最初にひもを締めてから、それ以来ひもをいじっていない、という方はいませんか？

私も、以前は日本の多くの方と同じように、靴ひもをゆるゆるにし、結びっぱなしにした状態で足を靴に入れて、つま先をトントンと床に打ちつけて履いていました。

しかし、それが大問題。靴ひもは毎回締め直すのが正しい履き方です。

以前、オーストリア出身の整形靴マイスターであり、日本整形靴技術協会の元会長であるエドワルド・ヘルプスト氏の講演をお聞きしたときに、「日本人は靴選び以前に、靴の履き方を知らない」という言葉に強い衝撃を受けました。

日本人が、靴ひもを結びっぱなしでつま先をトントンとするのは、日本の常識、世界の非常識なのです！　靴の選び方の前に、まずは日々の履き方を見直すことからはじめましょう。

正しい靴の履き方

①靴を履く前に、毎回靴ひもをほどく

▼

②靴に足を入れたら、かかとを床にあて、かかとと靴をフィットさせる

「靴はかかとが命！」です。カジュアルな運動靴であっても、できるだけ靴べらを使うことをおすすめします。

▼

③足がぶかぶかしないように、靴ひもをギュッと締める

歩いたときの不安定な動きを予防し、足指をしっかり使った安定した歩行に。

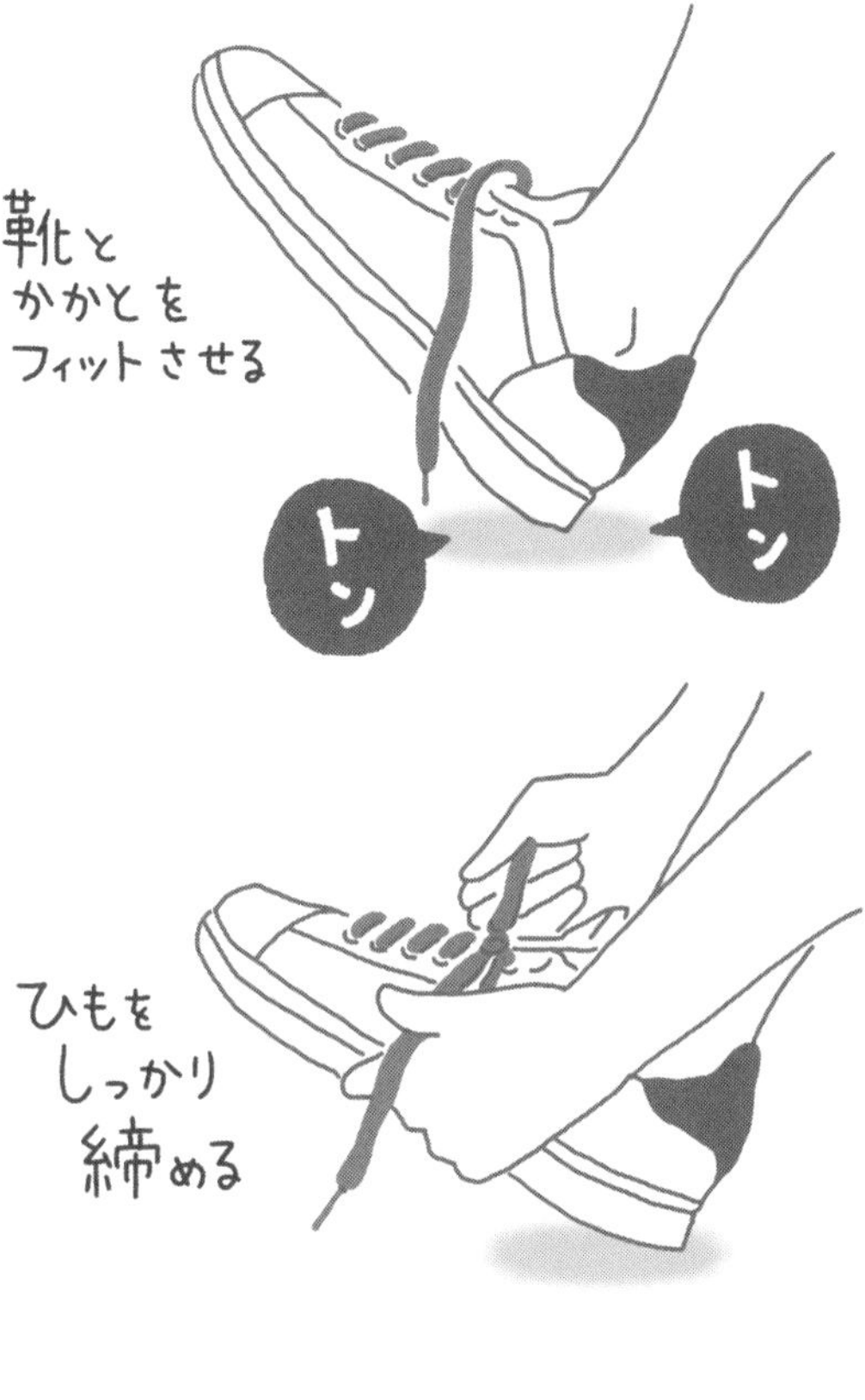
靴と
かかとを
フィットさせる
トン
トン
ひもを
しっかり
締める

子どもの靴の買い替え時期

子どもの靴の買い替え時期を知っていますか？

なんとなくで買い替えていらっしゃる方がほとんどではないでしょうか。子どもの足はすぐに大きくなるからと大きめの靴を購入し、できるだけ長く履かせようとする保護者が多いのも実情です。

しかし、靴は大きくても小さくても、足のトラブルの原因になります。そのため、毎回サイズを測って購入することが重要です。3歳までは3ヶ月ごと、3歳からは6ヶ月ごとにサイズを確認して買い替えるように心掛けましょう。

また、夏はサンダル、冬はブーツを履きますので、3歳以降であってもワンシーズンごとに靴は買い替えるものと覚えておいてください。

また、運動会が近づくと、お子さんが速く走れるようにと気合いを入れて、新しい靴を買い与えるというご家庭もあると聞きます。

そこで、保護者の方にお願いしたいのが、運動会よりも、まずは夏休み明けに靴を買い替えることです。

夏休みの間に、子どもの足がぐんと成長している可能性が高く、靴が小さくなっていることも。2学期がはじまり、サンダルから靴の生活に戻るときに、靴のサイズが子どもの足に合っているかどうかを一度確認してみてください。

夏休み後半になると、宿題の仕上げで親子ともどもてんてこ舞いになるかもしれませんが、新学期の準備とともに、「夏休み明けは忘れずに靴を買い替える！」とおぼえておいてください。

8章

寝たきりにならない
健康な「あし」をつくる

「健康寿命」という言葉をご存じですか？

加齢とともに膝や腰、股関節に痛みが出たり、腰が曲がるなどの不調が現れてきます。足を上げているつもりでも実際には上がっていないということもあり、つまずいたり転倒したりする危険性が高まります。

シニアにとって重要なことは「転倒防止」。骨が弱くなっているため、転倒によって骨折しやすく、それが引き金となって寝たきりになってしまうことも少なくありません。安定した正しい歩き方を身につけることはとても大切なことです。

何歳になっても自分の足で歩き、健康でイキイキとした生活を送る「健康寿命」を延ばすには、まさに足もとを見直すことが重要なポイントになります。

転倒をくり返す母

実は、私は『あし育スタイリスト』の仕事をする前は、メイクやファッションなど、外見のイメージアップの仕事に携わっていました。

その関係で、ヨーロッパの輸入商社のWEBサイトで「ファッションコラム」を担当し、ファッションだけではなく、まっすぐできれいな脚、姿勢の美しさなども含め、国内外の雑誌や書籍から情報収集をしていました。

では、なぜ「美」を追求していた私が「健康」へとスイッチしたのか？　おしゃれは我慢とばかりに、「健康」よりも「美」を重視していた当時の自分には、考えも及ばないことでした。

それは2007年のことでした。

この年に定年を迎えた母が、1年のうちに2度も転倒して、両足を捻挫してしまったのです。母には私なりに姿勢や歩き方を教えていたのでとてもショックでした。

まずは、「なぜ転んでしまうのか？」という疑問を解決しなければ、この先の人生が不安で仕方がないでしょうし、家族にも不安がつきまといます。「母の足ってどんな足なんだろう？」という疑問がわき、母の裸足をよくよく見てみました。そこではじめて、母が外反母趾かつO脚だということに気づいたのです。

調べてみると、そのような足では不安定なので、高齢になると転倒しやすいという報告があることを知りました。そして、歩行だけでなく、「あし（足・脚）」・靴・歩行についてトータルで指導しないと、なかなか改善しないことがわかったのです。そのときから「あし（足・脚）」と靴の勉強をはじめました。これが「あし育」の啓発活動をはじめたきっかけです。

まっすぐな脚を持つヨーロッパのシニアたち

さらに、母の定年を記念して、フランス・イタリアへ旅行に行ったときのことです。

願ってもない貴重な現地観察の場とばかり、街行く人の歩き方を観察していると、ふとあることに気づいたのです。

「母親と同じ年齢の女性も、もっと年上の方たちも、みんなとても素敵で美しい。いったいどういうことだろう……」

「そうか、みんな、脚がまっすぐで曲がっていないんだ！」

そこでは、老若男女、誰もがきれいな歩き方をしていましたが、そもそも脚自体が曲がっておらず、まっすぐなので、きれいに歩けるのです。

その他にも、老舗ブランド店の靴売り場で、オフホワイトのスーツを着た上品な老婦人が周りにサンダルを何足も並べ、物静かながらも熱心にサンダルを選んでいた光景が忘れられません。

近くを通った際に目に飛び込んできたのが、そのマダムの短く整えられた爪先に丁寧に塗られた淡いベージュのマニキュア。その美しい足に思わずドキッとしました。圧倒的な清潔感と年齢を重ねても失われない色気に、ヨーロッパの女性は死ぬまで女なんだなと感服する思いでした。

ヨーロッパのマダムまでとはいわなくても、足の爪切り、清潔保持、保湿などのケアが希薄になると、転倒のリスクも高まります。ひとつの例としては、爪切りを自分で簡単にできなくなる→爪を放置→巻き爪などの異常→足指が使えなくなる→転倒。外反母趾などのトラブルがある人も同様です。普段から「あし（足・脚）」への関心を持ち、エクササイズやケアを取り入れるなど、「転ばないあしづくり」に取り組むことが大切です。

転びやすさの原因は、あし（足・脚）トラブル

高齢になると心配なのが転倒事故です。転倒事故の実態では、厚生労働省の「不慮の事故死亡統計」の概況・人口動態統計特殊報告があります。

平成25年の転倒・転落死は7766人。その内、家庭内での転倒・転落死は2180人にのぼります。また、平成22年度「国民生活基礎調査」では、高齢者が寝たきりになる原因の第4位は転倒という結果が報告されています。

高齢者が腰や膝に痛みや違和感を持ったまま生活をしていて、散歩をした際や自宅などで転倒して骨折。それをきっかけに要支援、要介護状態になってしまうことも多々あり、特にひとり暮らしの高齢者は注意が必要です。

また、足部・足爪の異常による転倒への影響を調べた研究では、外反母趾やO脚などのトラブルが下肢能力とバランス機能を低下させ、転倒のリスクを高

めると報告しています。

骨折などが原因で一度介護が必要になってしまうと、外出できなくなってしまうことから認知症などが一気に進行してしまうことも心配されます。

寝たきりで長生きをするより、いくつになってもイキイキと笑顔で、元気に生活したいと誰もが願うことでしょう。そのためにも、将来の転倒のリスクを回避するためのトラブル解消・予防をしていきましょう。

シニア世代の歩き方

シニア世代の歩き方で大切なのは、足指と足裏全体でしっかり体を支えて歩くこと。この世代は特に、筋力の低下から立ったときの重心が後方に移動し、歩き方も外側に重心がかかってしまいがち。

また、足指を使って歩いている人が少なく、特に足の親指を使えていません。40代からは膝の痛みが出てくる方も多いため、歩くときは膝に負担をかけないよう、足を前に出すときに膝とかかとをまっすぐ前に出すようにして、足と膝がねじれないよう意識しましょう。

一般のウォーキングではかかとから着地をするように推奨されていますが、年齢とともにかかとの脂肪組織が減少することによって、かかとに痛みが出てくる年代でもあります。かかとだけに衝撃がかからないように、足裏全体で着地するよう意識してください。

そして、親指で蹴り出すことで、膝下の2本の骨のうち太いほうの骨である脛骨《けいこつ》で重い体重を支えることができます。脛骨は膝下の内側に位置する骨なので、そこに体重をかけることで内側重心になります。そのことで膝の外側にかかる負担を減らし、膝の痛みを予防することができるのです。

また、足指をしっかり使った、脚の内側の筋肉を使う歩行によって、ふくらはぎのポンプ作用（ミルキングアクション）が働きます。下半身の血流を促進し、代謝の良い体をつくりましょう。

歩きやすい靴選びのポイント

高齢になっても、靴の選び方と履き方の基本は同じです。つま先に約1〜1.5㎝の余裕があるものを選び、靴を履くときはかかとをフィットさせ、ひもをしっかりと結んで足と靴をきちんと固定しましょう。

日本人はゆるめの靴が好きですが、しっかりひもを結ばないと、靴の中で脚が前滑りしたり、靴が脱げないようにするために不安定な歩き方になってしまいます。そのような歩き方では、いくらたくさん歩いたとしても、腰・膝・あし（足・脚）を痛めることになり、足指をしっかり使った歩き方ができません。

シニアの靴選びのポイント

①かかとがしっかりしている（硬い芯が入っている）

②脱ぎ履きしやすいよう、足を入れる開口部が広い

③脱げにくいよう、マジックテープなどで足と靴がしっかり固定できる（ひもの場合は踏んで転ばないよう長すぎないこと）

④足指が動かせて、踏ん張れるよう、つま先に約 1cm 程度の余裕がある

⑤つまずきを防止するため、つま先部分が反り上がったもの

⑥靴底は接地面積が広く、滑りにくいもの

⑦靴の重さが負担にならないもの

歩けば歩くほど代謝が上がり、リンパの流れや血流が良くなるような、そんな正しい歩き方を実践するためにも、ぜひ靴選びに気をつけてみてください。

その不調、足もとからかもしれません

あし（足・脚）や足指のトラブルはその部位の痛みだけにとどまりません。足のむくみ・膝の痛み・肩こり、首のこり・腰痛など、全身の不調は足もとのトラブルから発生している可能性があります。

●むくみ

血行の悪さが原因です。O脚による骨格のゆがみがリンパの流れを停滞させていることも。足指が使えない靴を履いていることも原因のひとつです。

足浴または全身浴で血行を促進し、マッサージで疲れを持ちこさないこと。足指をしっかり動かすこと。靴選びや歩き方についても見直してみましょう。

●足底筋（腱）膜炎

長時間の立ち仕事や歩行によって、足裏の筋肉が伸び縮みをくり返すうちに炎症を起こした状態です。歩いたり、走ったりして着地する際、足裏やかかとに痛みが出ます。足裏の血流不良によって筋肉が硬直することが原因なので、合わない靴やハイヒールにも注意。

●膝痛

加齢による筋肉・膝関節や周辺組織の衰え、肥満が主な原因。体重の負担が大きい人や関節を支える筋力が弱い人に発症しやすい症状です。足指のトラブルやO脚などの脚のゆがみから、膝に負担の大きい歩き方になっていることからも引き起こされます。進行すると変形性膝関節症になる可能性があります。

●腰痛

姿勢の悪さや足指を使えていない不安定な歩き方、長時間同じ姿勢をとり続けること、運動不足などが原因。特定の部位に負担がかかることで筋肉疲労が起こり、炭酸ガスや乳酸などの老廃物がたまって痛みが引き起こされます。

●肩こり・首のこり

姿勢の悪さや足指を使えていない不安定な歩き方、長時間同じ姿勢をとり続けることが主な原因です。首から肩、背中の中央部の僧帽筋が収縮して、血行が悪くなり、その結果、筋肉に痛み物質や疲労物質がたまった状態です。

●変形性膝関節症

足と膝関節にねじれが生じるような負担の大きい歩き方によって、膝関節をおおう軟骨がすり減り、骨同士がぶつかって変形した状態です。膝の曲げ伸ばしがしにくくなり、正座や階段の上り下りが困難になります。膝痛の項目でもふれたように、O脚もリスク要因のひとつなので、早いうちからの対策を。

●変形性股関節症

股関節をおおっている軟骨がすり減ることで痛みが生じます。股関節の骨盤側のかぶさり方が浅く、関節に負担がかかりやすい構造をしている人に発症しやすい症状です。乳児期の股関節脱臼が原因のこともあります。

●骨粗《こつそ》鬆症《しょうしょう》

加齢や閉経により引き起こされることが多い症状です。運動不足や歩行不足から骨に十分な負荷がかからず、骨のカルシウム量などが減少し、骨密度低下の原因になります。そのため、骨がもろくなり、軽い衝撃でも骨折しやすくなってしまいます。

●モートン病

長時間の歩行や、合わない靴を長時間履き続けることで、中指と薬指の間にある神経が圧迫され、指の付け根にしびれや痛みが出る神経痛の症状です。また、中腰での作業や不良歩行、扁平足などの足裏のアーチの崩れも原因のひとつです。

●足トラブルを合併させる疾患（糖尿病・関節リウマチ）

糖尿病による神経障害によって、足の感覚が鈍化することがあります。そうなると、熱さや痛みから身を守ることができないため、足の傷を悪化させる危険性があります。最悪の結果、治療が遅れて切断にいたることも。

傷をつくらないよう、足に合った靴を履き（場合によっては整形靴が必要）、足や靴の中を毎日確認することが必要です。近年では、足を切断しないための積極的な取り組みが医療機関で行われています。

関節リウマチは、髄膜《ずいまく》に炎症が起こることで関節が腫《は》れ、水がたまって動きにくくなる症状です。関節の破壊が進むと徐々に関節の動きが悪くなり，変形が起こります。

糖尿病、関節リウマチによって足指や足部に変形が起こると、専用のインソールや整形靴が必要になります。

シニアのエクササイズ

おぼえておいてほしいのは、「筋肉は一生きたえられる」ということです。

ここでは、イスに座った状態で、または布団に寝た状態で行えるエクササイズを紹介します。どれも簡単なものですが、実践することで筋肉を目覚めさせることができます。日常生活の中にこのように軽い運動を取り入れることによって、下肢の筋力アップやバランス能力が高まります。

ここでは脚のエクササイズをご紹介しましたが、どうしても脚を動かすのが難しいという方は、足指回し（p85）や足指を引っぱってみましょう（p87）。足指に刺激を与えることは脳の活性化に有効で、認知症予防にもなります。

いくつになっても健康で、イキイキと輝く人生を送れるよう、毎日ひとつでも続けてみてください。

脚の裏の
ストレッチ

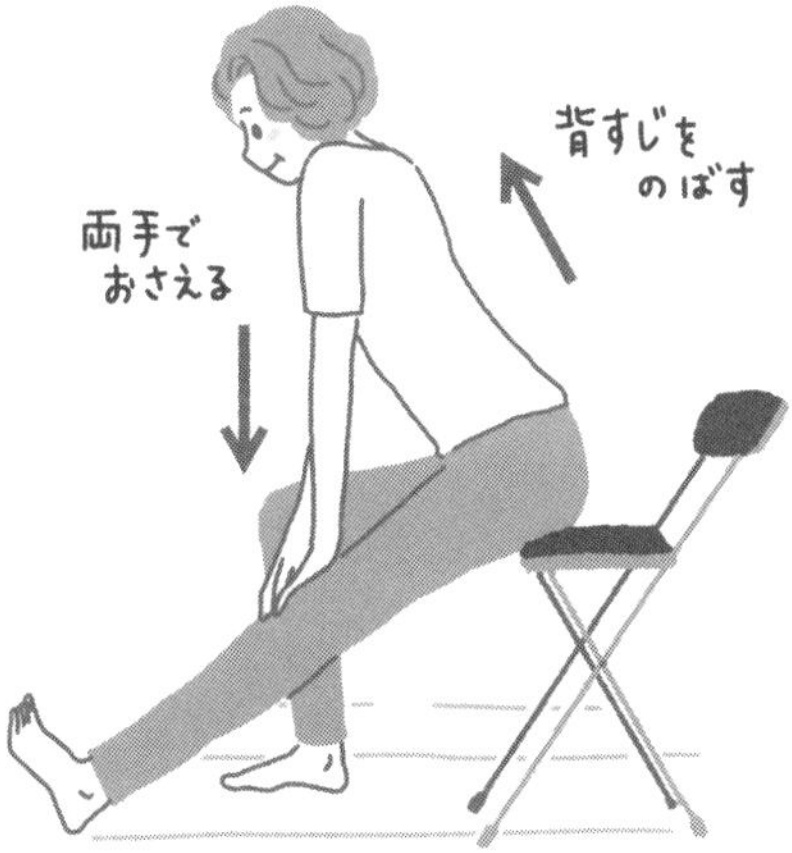

イスに浅く腰をかける。背筋を伸ばしたまま上体をかたむけ，膝のお皿の太もも寄りに両手を乗せる。手でゆっくり押しながらつま先を上げ、脚の後ろ側を伸ばす。1セット＝片足30秒ずつ、左右各10回。

効果 膝痛を予防・改善する。脚の後ろ側の筋肉を伸ばすことで、固まった部位の柔軟性を取り戻し、関節への負担を減らします。

起床前
膝のひきつけ

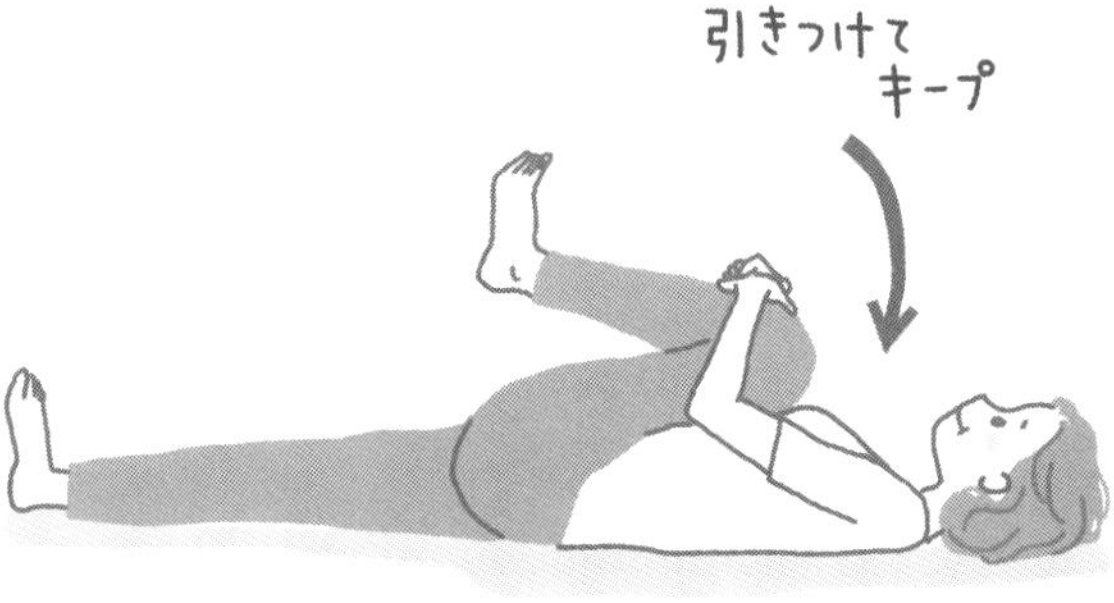

片方のかかとを床から離れないようにしながら、ゆっくりと手前に引きつけて5秒間静止する。痛みを感じたら止め、もとの位置に戻す。反対側の脚も同様に行う。1セット＝左右各20回。

効果 腰痛予防・膝痛の改善。膝を支える前側の筋肉や股関節周辺の筋肉を強化するとともに、固まった部位の柔軟性を取り戻します。

起床前
足上げ

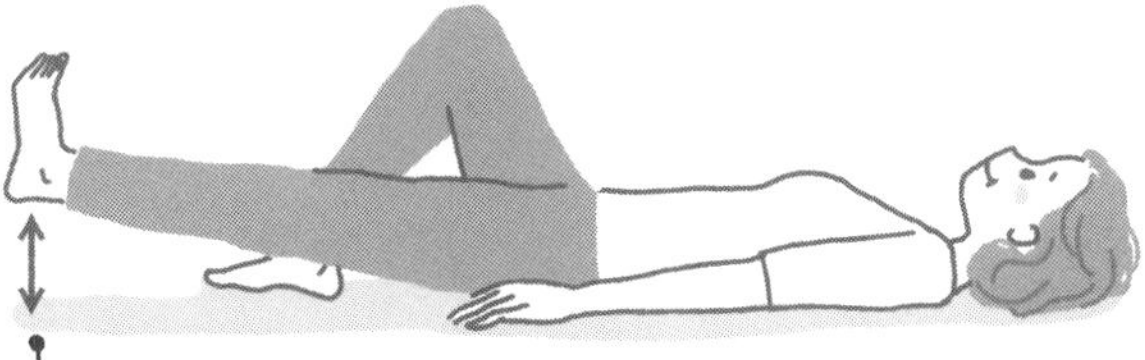

あお向けに寝て、片方の膝を立てる。伸ばしたほうの脚を、膝を曲げずに床から 10cm上げ、5秒間静止してゆっくりと戻す。反対側の脚も同様に行う。1セット＝左右各 20 回。

効果 立つ、座る、歩くという基本動作に不可欠な腸腰筋を強化する。膝の安定性を促すため、膝痛予防にも効果があります。

シニアになってからの体力づくりで大切なこと

母が歩けなくなったとき、つくづく思ったことがあります。それは、歩けるということが人生の中でどれだけ大切で幸せなことかということです。

そして、自分がこのような仕事に携わり、シニアのあし（足・脚）と健康を真剣に考えるようになって、行きついたことが3つあります。

1　運動を続けること

年齢や体力水準、健康状態などに応じて、無理のない運動を続けること。激しいスポーツなどは必要なく、運動の習慣化が大切です。毎日少しでもよいので、続けるよう心掛けましょう。

続けるためには、カレンダーに◯をつけたり、運動ノートをつくるなど、成果を記録することがおすすめです。

2　無理のない運動を楽しむこと

急に無理をしてすぐにやめてしまったり、けがをしないよう、日々、体の声に耳をかたむけ、その日の体の調子によって運動量を調整してください。

そして、体を動かすことを楽しむこと。楽しむことにより心が刺激され、気持ちも若返ります。「無理なく」「楽しく」「続ける」の3点をおぼえておいてください。

3　積極的に外に出ること

以前読んだ80歳の太極拳の先生の記事で、印象的な言葉があります。

「家の中で下を向いていても面白いことは落ちていない。外に出て、何にでもチャレンジすれば、夢中になれることは誰にでも見つかる」

年齢を重ねると新しく挑戦することがついつい億劫になってしまいがちです。しかし、家の中でじっとして不平不満をもらすよりも、積極的に外に出て刺激を受けることが、心の若さを保つためにも大切だと思うのです。

私がいつも講座でお話しするのが、いくらメイクやファッションで外見をきれいにしても、そこにイキイキとした目の輝きがないと、美しくは見えないということ。

「目は心の窓」といわれますが、その人が日々どのような気持ちで過ごしているのか、目にはその感情がはっきりと表れてしまいます。だからこそ、目標を持ち、日々を充実させて前向きに生きている人は、その目の輝きでさらに美しく見えます。そこには年齢を超越した真の美しさが宿るのです。

いくつになっても諦めないで！

1日1回は外に出て、体と心の若さを保ってください。

日本人の脚をまっすぐにし、一生自分の足で元気に歩いていただくこと。それが私の使命です。

「あし育」で痛みのない健康な「あし（足・脚）」を手に入れ、人生を軽やかに羽ばたいてください。

上田恵子（うえだけいこ）

あし育スタイリスト

兵庫県生まれ。大阪夕陽丘学園短期大学非常勤講師。神戸大学大学院人間発達環境学研究科博士前期課程修了。幼児期からのO脚を改善し、20代からの不定愁訴と産後の体調不良を正しい姿勢・歩き方・靴選びによって克服。それらの経験と、娘の靴選びについての悩み、実母の転倒、受講生の足の悩みの多さを実感したことをきっかけに足の重要性に気づき、2007年より「足育」の啓発活動をはじめる。これまで、幼児からシニアまで約3万人以上を指導。現在では、足首から先の「足」だけでなく、股関節までの「脚」を含めた「あし育」を提唱している。

マイナス10歳の体をつくる

「あし育術」

2015年11月25日　第1版発行

著　者　上田恵子《うえだけいこ》
発行者　土井尚道
発行所　株式会社飛鳥新社
〒101-0003
東京都千代田区一ツ橋2-4-3 光文恒産ビル
電話03-3263-7770（営業）
03-3263-7773（編集）
http://www.asukashinsha.co.jp

企画　㈱Mプランニング
編集協力　藤本美郷
ブックデザイン　岸博久（メルシング）
イラスト　鈴木みゆき
印刷・製本　中央精版印刷株式会社

ISBN 978-4-86410-429-6

編集担当　深川奈々